Die Coronavirus-Pandemie Erklärt.

El-Shaddai GPIM GRIECHENLAND

Heute bestellen

Amazon | Barnes & Noble | Schlagworte | Kobo.

Patrick Usifo

Die Coronavirus-Pandemie Erklärt.

Den SARS-KOVID-19-Code Brechen.

Griechenland-Athen

2020

Die Coronavirus-Pandemie Erklärt © 2020 Patrick Usifo

Der Eigentümer behält sich alle Urheberrechte vor. Es ist verboten, dieses Buch zu vervielfältigen, in Abrufsystemen zu speichern oder solche Informationen in irgendeiner Form oder Weise zu übertragen, sei es durch Aufzeichnung, mechanische, elektronische oder Fotokopien. Es sei denn, es liegt eine schriftliche Genehmigung des Eigentümers vor. Die einzige Ausnahme bilden Rezensenten, die in einer Rezension kurze Auszüge zitieren dürfen.

ISBN 13 9798553716875.

ASIN 10

Kontrollnummer der Bibliothek des Kongresses: Katalogisierung im Publikationsprogramm

Bibliothek des Kongresses, Washington, DC 20540-4283 USA.

Dieses Buch ist ausschließlich für spirituelle und pädagogische Zwecke bestimmt und soll unseren Lesern Information und Motivation bieten. Es wird mit dem Verständnis verkauft, dass der Autor und der Herausgeber nicht verpflichtet sind, psychologische, medizinische oder rechtliche Beratung anzubieten. Weitere Einzelheiten finden Sie auf meiner Website unter www.yeshuaprayer.wordpress.com. Sie können Exemplare im Online-Buchhandel oder per E-Mail bestellen.

patrusifo@outlook.com,
patrusifo@gmail.com

Telefon: 00306944435915, 00306939835374.

Umschlag und Innenarchitektur: Aimilios Barbatos Michalis Zikos, George Domprits und Fotografen: Nikos und Dimitris Evagelistis, Christiana und Petroula Polidoro

Herausgeber: Lydia Tsirozidis, Ada Prappa, Kosta Agogiatis, Ourania Galani und Michalis Dermatopoulos

Gedruckt in den Vereinigten Staaten von Amerika.

Erstdruck, 2020

Global Prayer and Intercessors und El Shaddai GPIM-Herausgeber,

Athen-Griechenland,

2020.

Andere Bücher des Autors

Bitte besuchen Sie den Online-Shop von Amazon.com/Smashword.com/Publishdrive.com, einschließlich Ihres Lieblingsbuchladens und Einzelhändlers für elektronische Bücher, um Kopien meiner Bücher zu kaufen.

- ❖ Entdecken Sie die Kraft Ihrer Identität ISBN 13 978471974574753
- ❖ Das vom Zweck inspirierte Leben ISBN 13 9781721520916
- ❖ Im Feuer seiner erstaunlichen Gegenwart ISBN 13 978-1651343371

Widmung.

Ich widme dieses Buch.

Mit tiefster Zuneigung und höchster Ehre meinem himmlischen Vater und meinem geliebten Herrn, Jesus Christus, meinem Leben und Erlöser, dem ich alles widme. Den wertvollen Menschen, die verletzt sind und die in der anhaltenden Krise Liebende verloren haben. Meine Brüder, die Kirche in Christus, die durch das Tal des Leidens und der Bedrängnis geht.

An meine liebende Familie, Naya, Brian und Paula.

Das geschätzte Andenken an meinen Vater, Häuptling Samuel Usifo, meinen älteren Bruder Paul Usifo, John Ighodaro, Stella Ighodaro und meine Busenfreunde Samuel Uhumwango, Ehigiator Osas, die in Herrlichkeit zu den anderen übergegangen sind.

An Uwubamwen Nosa, Idee Charles, Sunday, Natasha, Dennis, Gabriel, Austin, Osaro und Grace, meine geliebte Schwester und meine Leser.

Mit Liebe.

Inhaltsverzeichnis

Andere Bücher des Autors ....
Widmung. ....
Inhaltsverzeichnis i
Vorwort. v
Einführung ix
Erstes Kapitel 1
    Coronavirus: die Geschichte. 1
    Eine kurze Geschichte der Seuchen 14
    Seuchen und die Antike Welt. 21
    Am Anfang. 28
    Das neue Zeitalter der Wissenschaft. 30
Zweites Kapitel 39
    Seuchen, Vergangenheit und Gegenwart. 39
    Die Bedrohung durch Verschwörung, Fehlinformationen und Leugnungen. 42
    Pandemie und die Verlagerung der organisierten Religion.. 49
Drittes Kapitel 61
    Die neuen Trends in der kirchlichen Kultur 61
    Die Verschiebung der Teilnehmerzahl 63

    Das demographische Muster der Kirche nach der Krise 66

    Das Gesundheitsrisiko und die Größe der Kirche. 67

    Die Heimatkirchen 68

Viertes Kapitel 73

    Die neue Realität als Grundlage der Mission 73

    Die bevorstehende Störung und Unterbrechung 89

    Der Rückgang der finanziellen Basis der Kirche 95

    Die Themen Spiritualität und Ganzheit 97

    Verstehen der geistlichen Kriegsführung in der Kirche 100

Fünftes Kapitel. 103

    Die virtuelle Kirche 103

    Die Kirche und Fernunterricht 115

    Aufwertung der digitalen Kirche 118

    Die entstehende Kirche und die Eine Weltregierung 124

    Die unsichtbare Regierung 131

Sechstes Kapitel. 135

    Neuerung in der Digitalisierung der Kirche 135

    Defizite der virtuellen Kirche 141

    Die virtuelle Kirche und die Ortskirchen 144

Siebtes Kapitel. 151

    Warum Böses geschieht 151

    Trauer in Krisenzeiten überwinden. 155

    Chancen in der Krise 159

    Die Krise überwinden 163

    Spirituelle Desinfizierung und die Krise? 168

Achtes Kapitel 173

    Die neuen Herausforderungen. 173

Neue Normalität im kirchlichen Dienst	175
Die Kirche und die Ewigkeit	177
Missionen und Gemeinschaft	179
Was geschieht als Nächstes?	182
Dankbarkeit	191
Bibliographie	195
Über den Autor	197
Verbinden Sie sich mit Patrick Usifo	199

Vorwort.

Das verzerr teste und konfliktreichste Ereignis, das in der modernen Weltgeschichte bekannt ist, begann kurz vor Dezember 2019. Dies ist der große Tag, der "Grundnullpunkt." einer schrecklichen Zoonose, der KOVID-19, die die Welt heimgesucht hat. Das war der Tag, an dem der Countdown begann, als die WHO (WELTGESUNDHEITSORGANISATION) das Coronavirus zu einer echten existenziellen Bedrohung für das menschliche Leben und die soziale Mobilität erklärte.

Von diesem ersten Tag an, als es noch im Keim erstickte, wollte ich mehr über den Ausbruch wissen, der vom östlichen Horizont der Welt ausging. Dann schickte mir ein Freund ein Manuskript in mein Büro, das einer fundierten Überprüfung bedurfte. Nachdem ich es durchgelesen hatte, entdeckte ich, dass das Manuskript das Material und die Relevanz mit bahnbrechenden Informationen enthielt, die der Welt helfen könnten, die globalen Auswirkungen des Virus zu verstehen.

Zu diesem Zeitpunkt gewann das, was als eine lokale chinesische Angelegenheit begann, langsam an Stärke und wurde schließlich zu dem, was die WHO (WELTGESUNDHEITSORGANISATION) später als Pandemiekrise kodifizierte. Sogar als eine Katastrophe, die ohne Vorwarnung im stetigen Marsch der Menschheit darauf wartet, sich zu ereignen. Heute bedroht eine wenig bekannte Pandemie die Grenzen der globalen Gesundheit, der Wirtschaft, der Finanzen, und die gesamte globale Struktur kann die nächste Generation noch auf viele unsichere Weisen bestimmen.

Das Auftreten der Pandemie hat nicht nur das empfindliche Gleichgewicht der weltweiten geopolitischen, sozialen und religiösen Landschaft verändert, das unsere Gesellschaft und Kultur mit ungewissen Folgen beherbergt, sondern auch eine neue Normalität geschaffen. Wie Patrick sagte: "Die Coronavirus-Pandemie hat die Welt in einen ungewissen Stillstand gebracht, in einen Zustand der Gebrochenheit, während sie sich auf einen Punkt der Katastrophe zubewegt, ohne die Kontrolle irgendeiner strukturellen Verteidigung auf ihrem Weg zu haben".

Daher war ich besonders überrascht über das unglaubliche Wissen der Autorin über den Ausbruch der Pandemie ohne die Verzerrungen, die mit Schwindel und Theorien verbunden sind. Seine ungewöhnliche Klarheit und Einfachheit als Schriftsteller inmitten von Dürftigkeit sind nachahmenswert. Er zeigte eine solche Geschicklichkeit und Kollation im richtigen Verhältnis, wobei jedes Detail dieses Buches von einem robusten Aroma der Frische durchdrungen war. Der Autor hat in seinem tiefen Verständnis der Krise seinen Mut mit Intelligenz gepaart mit Aufklärung bewiesen.

Die Tiefe und Originalität seiner Werke zeigen, wie ein ausgezeichnetes Buch aussehen sollte, und selbst die Panorama-Ansicht hat wie kein anderes dazu beigetragen, den Coronavirus-Ausbruch in seiner Quintessenz klar zu definieren. Das Thema entwickelt sich, indem es den Ursprung und die Auswirkungen des weltweiten Coronavirus-Ausbruchs, der unsere heutige Welt bedroht, aufdeckt.

Patrick hat hohe Wissenschaftlichkeit bewiesen, indem er die Probleme der Coronavirus-Pandemie mit der Vergangenheit, der Zukunft und den heutigen Ereignissen in Verbindung brachte. Denn die KOVID-19-Krise ist bereit, die Weltanschauung für immer zu verändern, indem sie eine neue Dynamik und ein höheres Maß an nationaler Verflechtung einführt.

Seine Schriften haben die Dynamik, den Leser auf eine neue Ebene des Verständnisses der sich schnell entwickelnden Krise zu führen. Daher würde ich nicht zögern, dieses Buch der Öffentlichkeit und dem besorgten Leser, der mehr über den Ausbruch wissen möchte, zu empfehlen. Dieses Buch enthüllt die neuesten Aktualisierungen mit einer ehrlichen und sachkundigen Analyse der Ereignisse, wie sie sich in jeder Phase der Pandemiekrise ereignen. Gott segne Sie.

Außerordentlicher Professor Giannis Alexandros.

Thessaloniki, Griechenland.

Einführung

Kurz gesagt, dieses Buch begann als die synthetische Anordnung der Artikel, die ich für andere Nachrichtenmedien über die globalen Auswirkungen des Coronavirus auf verschiedene Ebenen der Gesellschaft geschrieben hatte. Es ist der systematische Prozess meiner Gedanken, Gefühle und Überzeugungen, während ich mich durch unzählige Artikel, Berichte, Analysen und Zeugenaussagen arbeitete. Über die kritischen Auswirkungen und die Implikation des Ausbruchs der Pandemie, wie sie die Welt, die Kirchen, die Mission und die allgemeine Struktur, die die Nationen verbindet, betrifft.

Kurz gesagt, es ist meine ehrliche Analyse, die ich durch umfangreiches Material aus einer Vielzahl von Quellen, Zeugnissen und medizinischen Fachzeitschriften gesichtet habe. Bevor ich schrieb, hatte ich entdeckt, dass die Welt sich nicht mit etwas Neuem beschäftigt, da es weniger tödliche SARS, wie KOVID-1, und andere Formen des Coronavirus-Ausbruchs gab, die in der Geschichte aufgezeichnet wurden. Dennoch, so tödlich der neue, hochgradig mutierte Stamm namens KOVID-19 auch sein mag, so entwickelt er sich jetzt doch zu einer der größten generationsbedingten Definitionskrisen unserer Zeit.

Immer mehr Menschen wollen heute wissen, warum die Krise wegen des Ausmaßes an politischer Manipulation und Einmischung geschah, die die sensiblen Fakten des Ausbruchs verzerren. Heute suchen die Menschen nach einem Wort aus jedem Segment der Gesellschaft, einschließlich der Kirche, um

Spannungen abzubauen. Sie wollen eine schnelle Antwort über die Zukunft der Welt. Daher könnte die von der Pandemiekrise verwüstete Kirche die Antworten haben, wie die Ereignisse dieser interessanten Umstände nahe legen.

Aus diesem Grund hatte ich einen Bezugspunkt gewählt, der von der damaligen religiösen und kulturellen Volksideologie unbeeinflusst war. Außerdem schrieb ich mit einer großen Öffnung und mit Breitengraden, um die Geschichte ungezwungen zu erzählen, wie sie sich entwickeln. Die Perspektiven und Einsichten, die ich dabei gewann, stellten meine Grundannahmen in Frage, dehnten meine Empfindsamkeiten aus und erweiterten meinen Horizont bei der Bewältigung des Ausbruchs.

Deshalb ist es notwendig, jede Phase der Pandemie genau zu erklären, da sie in einer durch Ideologien geteilten Welt Nationen und Grenzen überschreitet. Denn es braucht Mut und blinde Ehrlichkeit, um eindeutige, direkte Antworten zu geben, die die Wahrheit ohne Ambivalenz hervorheben. Antworten, die zeigen, wie die Kirche sich für das nächste Kapitel der Pandemie positionieren kann, wie dieses Buch erklärt.

Ich habe dieses Buch als meinen Beitrag geschrieben, wobei ich versucht habe, eine Antwort auf die kritischen Fragen zu geben und den nächsten entscheidenden Schritt zu betonen, um den Auswirkungen des Coronavirus-Ausbruchs entgegenzuwirken, da er Leben beeinträchtigt. Ich habe immer gehofft, dem Leser Werkzeuge an die Hand zu geben, die seine spirituelle Fähigkeit zur Überwindung der Komplexität der heutigen Zeit erhöhen können. Deshalb ist es wichtig, diese entscheidenden Momente der Weltgeschichte objektiv zu reflektieren. Aufzeigen, was die Gesellschaft und die Kirche in der Zeit nach dem Coronavirus tun können, um der neuen Realität gerecht zu werden.

Das Buch berücksichtigt auch die christliche Weltsicht der Krise. Es stellt dar, wie die Kirche die fruchtbaren und biblischen Erfahrungen aus der Krise einbeziehen kann. Ich versuche auch, die Fragen nach den kurz- und langfristig zu erwartenden Veränderungen zu beantworten. Wie werden sich die Veränderungen in den kommenden Jahren auf uns auswirken, sei es in Form eines zurücksetzen einer Wiedergeburt oder eines Neustarts unmittelbar oder nachdem die ursprüngliche Bedrohung durch die Pandemie vorüber ist?

Dieses Buch soll die Kirche in ihrer Standhaftigkeit bestärken. Die Kirche Christi ist weder das Sprachrohr der Angst noch eine Grabstätte des Selbstschutzes. Das Buch enthüllt dem Leser die spirituelle und natürliche Dimension der Zeit vor und nach der Pandemie, indem es Gläubigen, die mehr über die Zeit wissen wollen, in der wir leben, ein sinnvolles und analytisches Verständnis vermittelt.

Schließlich bete ich darum, dass unser Gott durch diese Krise die Kirche mit Leben und Kraft wiederbeleben möge, indem er sie vom Institutionalismus zu einer missionarisch orientierten Kirche macht. Dass unser Herr Jesus Christus alle, die dieses Buch lesen werden, reich segnet.

Patrick Usifo,

Alimos-Athen, Griechenland

Erstes Kapitel

Coronavirus: die Geschichte.

Ich habe erlebt, dass die größte Plage auf Erden, die Verurteilung des Wortes Gottes, eine furchtbare Sache ist, die alle anderen Plagen in der Welt übertrifft; denn darauf folgen ganz sicher alle Arten von Strafen, ewige und körperliche.

Martin Luther

Anfang Februar 2020 nahm ich an einem virtuellen Gipfeltreffen einer Nichtregierungsorganisation teil, die sich mit der Suche nach Lösungen für verschiedene aufkommende globale Probleme und den strukturellen Auswirkungen auf die Gesellschaft befasst. Mit Rednern, die aus der Intelligenz stammen, Experten mit sozialen Einflussfaktoren, die aus verschiedenen Lebensstilen ausgewählt wurden und nachweislich Erfahrung mit den globalen Fragen unserer Zeit haben.

Das Webinar begann mit Einführungsdiskussionen zu den aktuellen Themen unserer Zeit, wie sie die Welt beeinflussen. Den Rednern wurde Zeit eingeräumt, um zu erläutern, wie plötzliche und bemerkenswerte Ereignisse nach und nach die Gesellschaft formen und neu ordnen können. Dabei nahm sich jeder Redner Zeit, um den Diskussionspunkt und den Rahmen für die weitere Diskussion festzulegen.

Erstes Kapitel

Der Moderator des Programms lenkte die Debatte nach einer kurzen Erwähnung der aktuellen Pandemie in die Bereiche des menschlichen Erfindungsreichtums als soziale Geschöpfe, die allmählichen Veränderungen unterworfen sind. Die Experten benutzten frühere Modelle jeder menschlichen und soziologischen Erfindung als Grundlage, um jede gesellschaftliche Veränderung mit Ideen zu rechtfertigen, die keine Beweise für die natürlichen evolutionären Trends der progressiven menschlichen Zivilisation enthielten.

Die Kakophonie war ohrenbetäubend, als das Argument weiterging, ohne dass die verschiedenen Redner zu einer brauchbaren Schlussfolgerung gelangen konnten. Die meisten der Gastredner konnten keine gemeinsame Grundlage zu den Kernfragen finden. Sie versuchten es, konnten es aber nicht auf eine logische Schlussfolgerung festnageln, da es viele Redner gab.

Während ich zuhörte, dachte ich darüber nach, was der Unterschied zu der plötzlichen Injektion von Kreationismus in das Gewebe der Diskussion sein könnte. Zumindest hätte dies eine nützliche Grundlage für die Wahrheitsfindung bei der Aufklärung von Ereignissen und der Transformation der menschlichen Gesellschaft geboten.

Auch jetzt noch herrscht dieselbe Verwirrung über den Ursprung und die Existenz der Coronavirus-Pandemie, die die Welt heimsucht. Das Argument ist dasselbe, aber auf einer anderen Ebene, denn die in der konspirativen Geschichte gebackenen Vermutungen drohen, die Wahrheit über den Ausbruch zu entgleisen. Politiker aller Couleur beteiligen sich gleichmäßig an der offensichtlichen Leugnung wissenschaftlicher Beweise, da sich unter den Bürgern ein hohes Maß an Gleichgültigkeit und Antagonismus gegenüber der Wahrheit aufgebaut hat

Die übermäßige Politisierung und die Herabwürdigung der Wahrheit über das Coronavirus durch die politischen Führer

Erstes Kapitel

machen den Ausbruch zu einem kolossalen Witz. Auch der Scheineinfluss religiöser Konservativer, die die Doktrin des Leugnungshaltung unterstützen, macht das Thema nicht besser. Ihr Bemühen bedroht die Interpretation der Ereignisse durch die Gläubigen.

Die Lager der Politiker synchronisieren sich allmählich mit den religiösen Konservativen, die sich an der Leugnung der Pandemie erfreuen. Sie bemühen sich, den Ernst der Seuche zu frustrieren und herunterzuspielen, indem sie die Aufmerksamkeit der Welt von der Bedrohung ablenken, die sich langsam im Hintergrund zusammenbraut.

Die Politiker nennen es einen Schwindel, einen Trick für politische Gewinne, um die Bevölkerung zu täuschen. Sie behaupteten sogar, dass die Oppositionsparteien eine Lüge über eine nicht existierende Seuche verbreiten.

Auf der Leinwand und in den Tagesnachrichten ist es alltäglich geworden, dass junge Kinder und Studenten die Leugnungen und Verschwörungstheorien doppelt hören. Selbst informierte Christen sind zu einem Teil der Organe des Leugnungshaltung geworden und verbreiten Lügen über die Existenz der Plagen. Die Existenz des Virus ist zu einem Witz mit vielen Leugnungen und widersprüchlichen Behauptungen geworden. Einige beschuldigen George Soros als den Erfinder des Coronavirus-Hokuspokus.

Die Wahrheit ist, dass die menschliche Zivilisation so viel Unbeständigkeit und Stress nicht aushalten kann, ohne in ein Stadium der Transformation einzutreten. Nicht ohne die helfenden Hände der verletzenden Skalpelle der Natur, denn die Menschheit kann nicht voranschreiten, ohne eine Katastrophe zu erleben. Deshalb sind katastrophale Ereignisse immer ein willkommener Teil unserer natürlichen Evolution.

Doch keine Gesellschaft kann plötzlich einen so hohen Stress erleben, ohne einen ganzen Streifen ihrer Geschichte wegzuwischen, wie es heute geschieht. Der Fall des Coronavirus

Erstes Kapitel

kann schließlich zu einem unbekannten Faktor werden, der sich der Kontrolle der Welt entzieht.

In der Zwischenzeit sind die Menschen in der ganzen Welt nach wie vor ratlos angesichts des Ausmaßes der länderübergreifenden Infektion, von der die Welt heimgesucht wird. Die Frage auf jeder Lippe dreht sich um das Coronavirus. Existiert das Coronavirus? Ist es eine falsche Behauptung? Täten wir gut daran, einige Fragen in diesem Buch zu beantworten?

Was ist das Coronavirus?

Das Coronavirus ist jedoch kein Neueintritt in die Welt, da die Welt auch nicht neu ist, was das Auftreten von Seuchen betrifft. SARS-CoV1 und CoV2 sind Viren, die den Spezialisten für Infektionskrankheiten und Forschern seit langem bekannt sind, da es schon früher Ausbrüche gegeben hat.

Das Coronavirus ist anders als die Grippe, die es schon so lange gibt, wie sich die Geschichte erinnern kann. Beide unterscheiden sich auf der Skala des biologischen Spektrums. Mit der Grippe hat der Mensch eine "Herdenimmunität" aufgebaut, was bedeutet, dass unser Immunsystem gelernt hat, gut darauf zu reagieren. Außerdem konnten die Wissenschaftler im Laufe der Jahre einen Impfstoff gegen die häufigste Grippe entwickeln. Das Coronavirus hat bisher noch auf keinen Impfstoff reagiert. Es gibt keinen Impfstoff, der einer weltweiten Verbreitung würdig wäre.

Das auch als KOVID-19 bekannte SARS-CoV2 unterscheidet sich stark von der Grippe. Es wird durch einen neuen und anderen Stamm des Coronavirus verursacht, der noch nie zuvor aufgetreten ist. Daher gibt es keine Herdenimmunität dagegen, keinen Impfstoff und es gibt keine Heilung. Das Coronavirus ist tödlicher als die Grippe. Es ist die zerstörerische Pandemie, die seit vielen Jahren beobachtet wurde.

Erstes Kapitel

Coronavirus gibt es seit Jahrzehnten, wenn nicht sogar schon seit langem, ohne dass es zu einem ernsthaften Ausbruch gekommen wäre. Nur dieses Mal schlug es zu einer Zeit zu, als die Welt nicht aufmerksam genug war.

Das Coronavirus, (KOVID-19) ist der Name der pandemischen Krankheit, und das für die Krankheit verantwortliche Virus ist (SARS-CoV-2). Das SARS-CoV2 ist das Virus, das die Krankheit verursacht und Coronavirus-Infektion genannt wird. Die Abkürzung "SARS-CoV2" steht für "Schweres akutes respiratorisches Syndrom Coronavirus 2".

Häufig nennen Wissenschaftler Viren auf der Grundlage ihrer genetischen Struktur oder ihrer Baupläne, d.h. der in ihnen enthaltenen DNA- oder RNA-Struktur. Sie tun dies, um bei der Entwicklung von diagnostischen Tests, Impfstoffen und Medikamenten für die Behandlung zu helfen. Durch die Benennung der Krankheiten helfen sie Ärzten, die Öffentlichkeit über Prävention, Verbreitung, Infektion, Schwere und Behandlung zu informieren und mit ihr umzugehen.

Der Wissenschaftler nennt die Viruskorona, weil sie unter dem Mikroskop wie ein Heiligenschein aussieht, aus dessen Oberfläche ein keulenförmiger Dorn herausragt. Es sieht auch aus wie die Sonnenkorona, die während einer Sonnenfinsternis aufflackert.

Nach Ansicht der Forscher können sieben Hauptstämme den Menschen infizieren. Er hat in vielen Teilen der Welt schon immer mit Menschen, Tieren und Hühnern koexistiert. Dabei handelt es sich um das Virus 229E, das 2003 identifizierte SARS-CoV, das 2004 isolierte NL63, OC43, HKU1 im Jahr 2005, MERS-CoV, das 2012 im Nahen Osten auftrat, und SARS-CoV-2 im Jahr 2019.

Auch in anderen Teilen der Welt gab es zahlreiche Fälle von Coronaviren. Außerdem ist das Coronavirus ein verwandtes Cluster von Viren, die bei Menschen, Tieren und Vögeln

Erstes Kapitel

Krankheiten verursachen. Häufig können Lungeninfektionen beim Menschen von leicht bis tödlich verlaufen.

Zu den leichteren Fällen des Coronavirus gehören Symptome wie Erkältungen, die auch durch bestimmte andere Viren, so genannte Rhinoviren, verursacht werden. Die tödlichen Varianten des ähnlichen Virus können SARS, MERS und KOVID-19 verursachen.

Die Existenz der Coronaviren fiel den Forschern erstmals um die 1930er Jahre auf. Es wurde auf einer Hühnerfarm in North Dakota, in den Vereinigten Staaten von Amerika, entdeckt. Ebenfalls um die 1940er Jahre fanden Forscher zwei weitere Vorkommen der tierischen Coronaviren in Mäusen und Schweinen.

Während dieser Zeit hatten die Wissenschaftler nicht viel Wissen über das Virus und die Zusammenhänge, an dem sie arbeiten konnten. Bis in die 1960er Jahre, als es beim Menschen entdeckt wurden, zuerst im Vereinigten Königreich und dann in den Vereinigten Staaten.

Keiner der Stämme der früheren Coronavirus-Familie erregte die Aufmerksamkeit der Welt. Der neue Stamm des SARS-Virus, auch SARS-CoV1 genannt, kam 2003 auf die Weltkarte. Diese neue Variante war letztlich für die schwere Atemwegserkrankung bei Menschen mit geringer Sterblichkeitsrate verantwortlich.

Damals war das SARS-Virus nicht so hoch ansteckend wie das heutige SARS-CoV2. Der Wissenschaftler arbeitete eifrig daran, es einzudämmen, bevor es sich weltweit ausbreiten konnte. Damals waren während des Ausbruchs weniger als tausend Menschen ums Leben gekommen. Die von der Behörde ergriffenen extremen Maßnahmen waren dafür verantwortlich, die weitere Ausbreitung des Virus zu stoppen.

Dann verschwand jeder weitere Ausbruch der Coronaviren im Geschichtsbuch. Später im Jahr 2012 begann im Nahen Osten

Erstes Kapitel

eine neue Variante, das MERS-CoV. Sie verursachte eine viel lebensbedrohlichere Krankheit mit einer höheren Sterblichkeitsrate als das SARS-CoV1.

Der Unterschied zwischen der Ansteckungsfähigkeit des MERS-CoV-Virus und des SARS-CoV1-Virus ist recht signifikant. Der Ausbruch der MERS-Epidemie verursachte jedoch keine weit verbreiteten Todesfälle und wurde im Nahen Osten rasch unter Kontrolle gebracht. Die Eindämmung der Ausbreitung des MERS-Virus ist im Vergleich zur Situation mit dem KOVID-19-Virus lobenswert.

Dieselbe Virusklasse trat jedoch in Wuhan, China, als neuer Stamm der Coronavirus-Familie auf. Bevor die Welt reagieren konnte, hat sich das Virus so schnell verbreitet und die Küsten vieler Teile der Welt erreicht.

Das Coronavirus ist ständig unzähligen genetischen Mutationen unterworfen. Daher gibt es in der Natur viele Varianten des Virus. Es hat die höchste bekannte Form der Rekombination von Beständen aller Viren. Es kann genetische Informationen aus anderen Quellen kombinieren. Es kann ungewöhnliche Schwierigkeiten beim Nachweis und bei der Impfstoffentwicklung verursachen.

Forschungen zufolge sind die Coronaviren für mindestens zehn bis zwanzig Prozent aller Atemwegsinfektionen verantwortlich. Sie verursachen auch Symptome der Erkältung.

Das Coronavirus kann Einzelpersonen infizieren und symptomatisch oder asymptomatisch bleiben. Bei manchen Menschen können leichte Symptome wie hohes Fieber, Husten und Gelenkschmerzen auftreten. Andere können sich ohne Behandlung erholen.

Aber die schwere Coronavirus-Erkrankung tritt vor allem bei älteren Menschen auf und kann tödlich enden. Vor allem bei Patienten mit bereits bestehenden Erkrankungen, vor allem

Erstes Kapitel

Herz-Kreislauf- oder Herzerkrankungen, Krebs, chronischen Atemwegserkrankungen und Lungeninfektionen.

So können Coronaviren bei großen Menschenansammlungen mit hohen Sterblichkeitsraten in Verbindung gebracht werden, wenn sie auf Einzelpersonen übergreifen. In vielen Pflegeheimen sind sie für unbekannte und nicht gemeldete Todesfälle stärker verantwortlich als gemeldet.

Vor diesem Zeitpunkt wurden keine signifikanten Maßnahmen zur Diagnose von Coronavirus Infektionen ergriffen. Auch gab es keine Forschungen über antivirale Wirkstoffe, einschließlich der Entwicklung von Impfstoffen. Es gab keine ernsthafte Diskussion über die Suche nach einer antiviralen Maßnahme.

Inmitten dieser Tatsachen sagten die populistischen Konservativen, es sei von Anfang an eine Lüge gewesen. Sie bezahlten Werbefirmen, die für die Idee werben, dass es kein Coronavirus gibt. Während das katastrophale KOVID-19 langsam an Stärke gewann, entstand weltweit eine instabile Situation.

Gegenwärtig zwingt die Krise viele Menschen dazu, nihilistische Überzeugungen als ein rationales Anliegen zu genießen. Selbst dann könnte sich der gegenwärtige Ausbruch des KOVID-19 noch verschlimmern und zu einem brennbaren Treibstoff werden, der eine Lawine vernichtender katastrophaler Ereignisse auslöst, wie es sie in der Weltgeschichte noch nie gegeben hat.

Das Pandemie-Unglück geschah ohne jegliche religiöse, wirtschaftliche und politische Vorurteile oder kausalen Unterton. Das könnte das Versagen der religiösen Gremien, sozialen Vereine, kulturellen und politischen Parteien erklären, die keinen Grund zur Rechtfertigung der Krise finden konnten.

Der Ausbruch hat die führende Welt der Politik und die religiösen Autoritäten in Führungsversagen stürzen lassen.

Erstes Kapitel

Denn die Pandemie ist nicht das Ergebnis eines sozial-religiösen Zusammenbruchs oder eines politischen Aufstands, sondern ein viraler Ausbruch, der das religiöse, politische und wirtschaftliche Terrain jeder Nation überschreitet. Daher könnten die Auswirkungen auf jeden Bereich menschlicher Aktivitäten noch katastrophal und unvorhersehbar sein, wenn sie nicht eingedämmt werden.

Sogar zahllose Schriftsteller haben einen Virenausbruch des gegenwärtigen Ausmaßes vorhergesagt, der sich in der Weltgeschichte ereignet. Die pandemische Lage hat jedoch den Status quo erschüttert und die Welt auf eine neue Stufe gehoben. Der strukturelle Bereich des Handels, der Wirtschaft, der Finanzen und der Religion gerät unter das Radar einer neuen Definition. Die zukünftigen Veränderungen sind noch unbekannt.

Die ungewisse Saga der gegenwärtigen Coronavirus-Pandemie, die sich vor unseren Augen entfaltet, gleicht einem Film, der in Zeitlupe abgespielt wird. Die tägliche Natur fügt ein neues Stück mit ungewissen Details hinzu, wodurch das Puzzle noch mysteriöser wird, während es sich langsam dem großen Finale nähert.

Der KOVID-19 könnte der Vorläufer einer der authentischen Geschichten über das Versagen der Menschheit sein. Vielleicht ist dies der Beginn dessen, was die Zeitalter in Zeitkapseln verborgen haben. Die Rätsel, die es noch zu entschlüsseln gilt. Vielleicht ist es die Enthüllung des wichtigsten Ecksteins, der alle Dinge verändern wird. Vielleicht hatten die Erbauer diesen Stein in ihrer Forderung nach einem globalen Dorf verworfen.

Jetzt hat die Coronavirus-Pandemie alle globalen Planer mit ihren Plänen und Strategien für eine Weltherrschaft ausgeschlossen. Vorerst bleibt der Plan für die Weltherrschaft und die Errichtung einer neuen Welt blockiert und bis zur Unkenntlichkeit verändert. Alle Nationen haben ihre Pläne und Prognosen auf Eis gelegt, die Ausführung ausgesetzt und sind

Erstes Kapitel

bis zum Entstehen eines neuen Unternehmens in den Startblock zurückgekehrt.

Die globale Krise hat das empfindliche Gleichgewicht zwischen der religiösen Welt des Glaubens und der säkularen Welt der Wissenschaft weitgehend offengelegt. All dies kommt zum Tragen, nachdem die Weltautoritäten die Kirche zu einem nicht wesentlichen Dienst erklärt haben. Denn die Welt hat in der Welt der Wissenschaft als Lösung für alle Komplikationen neue Hoffnung gefunden.

Der Gläubige, der die Macht Gottes kennt, kann das KOVID-19 im Wesentlichen als eine weitere Gelegenheit interpretieren, zu erklären, dass unser Gott in Macht und Majestät regiert. Denn der Ausbruch kann eine Situation analog zur Entbindungsstation hervorbringen, die neue Erfindungen, Gelegenheiten und Ernennungen der Not hervorbringt.

Der Mangel an Kohärenz und Einfallsreichtum bei den Eindämmungsbemühungen der säkularen Welt im Umgang mit der Katastrophe zeigt die Vernachlässigung des Gottesfaktors, des entscheidenden Faktors, des fehlenden Glieds. Dieses rätselhafte Stück kann die Lücke im Cache des Wissens überbrücken. Der Faktor Gott ist das wichtigste und unentbehrlichste Merkmal, das Veränderungen entschlüsseln kann, ohne die nichts geschehen kann.

Die politischen Gurus haben bei ihrer Einschätzung des künftigen Wirtschaftswachstums und des weltweiten Wohlstands nie mit dem Faktor Gott gerechnet. Das wichtige Element Gott war weit von ihrer Quelle entfernt, als sie Ratschläge gaben und Weißbücher ausarbeiteten. Langsam entwirren sich die führenden Politiker der Welt in Ermangelung von Führung und guter Regierungsführung.

Sie wussten nicht, dass der Ausbruch des Coronavirus zu einer weltweiten Pandemie werden würde. Die Kristallkugel versäumte es, die Krise vorherzusagen. Nicht einmal die Staats- und Regierungschefs Chinas wussten, dass sich der Ausbruch

Erstes Kapitel

weltweit so virulent ausbreiten könnte. Niemand hätte vorhersehen können, dass er sich in dieser kurzen Zeit so schnell ausbreiten würde. Selbst all die Spiritualistin, New-Age-Denker, Wahrsager, Astrologen und die Kristallkugelmacher sahen es nicht kommen. Sie konnten sich in ihren täglichen Vorhersagen nie vorstellen, dass es passieren könnte.

Warum konnten sie es nicht kommen sehen? Weil sie sich geweigert hatten, den Schöpfer anzuerkennen, der die Pläne und den Zweck des Menschen nach seinem Willen gutheißt oder ablehnt. Er, der die Zeiten und Jahreszeiten aller Dinge bestimmt. Genau das war geschehen.

Diese Zwickmühle hat die Wahrscheinlichkeit, die Weltanschauung für eine lange, unvorhersehbare Zeit zu verändern. Doch wie dramatisch könnte sich unser Leben in einer kurzen Zeitspanne verändern. Von nun an würde nichts mehr so sein wie vorher.

Die Coronavirus-Pandemie hat die politische und religiöse Landschaft, die Messgrößen und die Art und Weise, wie wir die Dinge angehen, grundlegend verändert. Sie hat einen neuen Aspekt mit einer unbekannten Struktur in jede Facette unserer menschlichen Gesellschaft gebracht, wie es ihn in dieser Form noch nie zuvor auf der Welt gegeben hat.

Infolgedessen steht die ganze Welt unter Abriegelung, wobei Nationen vom Osten bis zum westlichsten Ende der Erde darum ringen, neue Ordnungen durchzusetzen. Obwohl die Regierung einige obligatorische und kontrollierte Zwangsmaßnahmen zur Eindämmung der Ausbreitung der Coronavirus-Epidemie gelockert hat, sieht die Zukunft düster aus.

Die Pandemie hat die Welt in einen Kreislauf wiederholter Reinfektionen geführt, der die Tiefe eines abgrundtiefen Ernstes und die Ungewissheit über den Ursprung und das endgültige Ziel der Epidemie offenbart. Heute sind wir Zeugen eines mutierten Virus, das die Macht hat, eine Million Menschen zu töten, wenn es unkontrolliert gelassen wird, während niemand an seiner tödlichen Fähigkeit, zu verstümmeln oder zu töten, zweifelt oder sie ignoriert, ebenso wenig wie an seiner unbegrenzten Fähigkeit, erhebliche Schäden unabsehbaren Ausmaßes anzurichten.

Jetzt ist die Welt so verzweifelt und ängstlich über das, was zu tun ist, da nichts zu funktionieren scheint. Da immer mehr Statistiken eingehen, sind viele Nationen noch lange nicht am Ende der Infektionsrate angelangt. Gerade jetzt beginnen die Nationen erst zu entdecken, dass der Preis für das Aufhalten des Virus der Auslöser für die nächste weltweite wirtschaftliche Rezession oder Depression sein kann.

Zum ersten Mal seit Menschengedenken stehen Volkswirtschaften und soziale Strukturen am Rande des Zusammenbruchs, während alle ein Jubiläum feiern oder einen erzwungenen Urlaub zu Hause verbringen müssen. Jetzt erwachen wir gerade erst zur Erkenntnis dessen, was über uns gekommen ist. Mit dem Nahen einer weltweiten Nahrungsmittelknappheit und der Bedrohung durch eine schreckliche Hungersnot, die auf sie folgt.

Niemand hätte jemals gedacht, dass die Zeit kommen würde, in der alle am Bildschirm kleben und den Rest der Welt live über Mobiltelefone, Tablets, Fernsehübertragungen, Spielstationen und Live-Streaming in sozialen Medien verfolgen würden. Heute bestimmen die sozialen und multimedialen Medien die Welt für uns. Das ist das Minimum dessen, was die Coronavirus-Pandemie der Welt geboten hatte.

Außerdem erwarten die Experten, dass die Zahl der Infektionen und Todesfälle mit den kommenden Wintermonaten steigen wird. Die Vorhersage nach den Ergebnissen der durchgeführten massiven Tests deutet auf das Worst-Case-Szenario hin. Die bisherigen Aussichten sind nicht ermutigend. Die Zahlen steigen weiter an, zeitgleich mit dem

Erstes Kapitel

Anstieg der Zahl der Todesfälle aufgrund der Coronavirus-Pandemie.

Die Coronavirus-Pandemie löst bei vielen Menschen eine Todesangst und Angst aus, wie sie bis heute nicht bekannt ist. Viele fragen sich, was die Zukunft für die Existenz der Menschheit bringen kann. Aus diesem Grund haben alle Nationen ihre Bemühungen um die Entwicklung eines Heilmittels oder die Suche nach einem Impfstoff intensiviert, um das Virus zu stoppen, das ihr auf der Spur ist.

Nationen können heute nach Möglichkeiten suchen, die Ausbreitung des Virus einzudämmen, ohne ihre lokale und internationale Wirtschaft in irgendeiner Weise zu zerstören. Daher rennen die Nationen gegen die Zeit, um so viele ihrer Bürger vor den Klauen und dem Stachel von Hungersnot, Hungertod und Tod zu retten. Der Kampf gegen das KOVID-19, der heute an allen bekannten Fronten geführt wird, tritt in eine neue Phase ein. Die Welt braucht um jeden Preis einen Sieg mit allen bekannten Waffen.

Unterdessen gibt es zum ersten Mal in der Weltgeschichte ein neues Bewusstsein und Verständnis für die Einzigartigkeit des menschlichen Lebens. Die globale Pandemie hat die menschliche Solidarität und Zusammenarbeit ohne die Bruchlinien von Politik, Wirtschaft und Religion irreversibel neu definiert.

Das Fazit ist, dass der Gott der Götter die Welt überrascht hatte, indem er verhinderte, dass das Virus zu einer Tötungsmaschine zur Ausrottung von Massen wurde. Die Wahrheit bleibt, dass Gott das Virus nicht geschickt hat, sondern aus einem der Menschheit unbekannten Grund eine Pandemie zugelassen hat. Er allein wusste, wann, was und warum es geschah. Wie manche Fragen würden, warum lässt Gott zu, dass Böses in der Welt geschieht? Kann Er nicht verhindern, dass die Epidemie jemals ausbricht? Selbst dann, wenn Gott Böses zulässt, geschieht es immer zu einem bestimmten Zweck.

Erstes Kapitel

Das mikroskopisch kleine Coronavirus hat die Welt jedoch so durcheinander gebracht, dass die Nationen wissen könnten, dass unser angesammeltes Wissen vor Gott nicht perfekt ist. Außerdem leben die Menschen nicht von der Schlauheit oder dem scharfsinnigen Scharfsinn der Weisen und dem technologischen Erfindungsreichtum der Menschen, sondern von jedem Wort, das vom Herrn kommt. von Gott. Der Herr, der allein alle Dinge weiß und den Lauf aller Dinge bestimmt.

Gegenwärtig befindet sich die Welt in einem lang anhaltenden Krisenzustand, dessen Ursprung auf Ereignisse zurückgeht, die geschahen, nachdem der Schöpfer der Menschheit den wesentlichen Lebensatem gegeben hatte. Seit dieser Zeit hat das menschliche Bewusstsein jahrelang herzzerreißende Krisen und Enttäuschungen erlebt, die schwer zu sagen sind. Aus diesem Grund ist es im Kontext zu erklären, dass die Menschheit das Produkt einer jahrelangen Zwangslage ist, die in unseren Wahlkreisen tief verwurzelt ist.

Eine kurze Geschichte der Seuchen

Aufgrund der Pandemiekrise durchlebt die Welt eine einzigartige Zeit mit vielen Unsicherheiten, die es zu überwinden gilt, darunter die schlimmsten Widrigkeiten der Geschichte. Seuchen sind nach den vorliegenden historischen Aufzeichnungen nichts Neues in der Welt, wenn man die vergangenen Ausbrüche betrachtet.

Viele antike Schriftsteller, die ihre Zeit und ihre Ressourcen der Aufdeckung der Wahrheit gewidmet hatten, haben Aufzeichnungen hinterlassen, die für uns heute relevanten sind. Einige, die über den Ausbruch von Seuchen schrieben, gingen weiter, indem sie die Verwüstung vergangener Seuchen aufzeichneten, als das, was wir heute erleben. Sie schätzten die Zahl der Toten und Verletzten mit Worten, die die verheerenden Seuchen nicht genau erfassen konnten.

Erstes Kapitel

Die Weltgeschichte ohne das seltsame Auftreten der Seuchen zu erzählen, wäre jedoch eine unvollständige Übung. Es hat historische Plagen gegeben, die Städte und Nationen mit schrecklichen Geschichten über die verursachten Verwüstungen verwüstet haben.

In den meisten der vergangenen Fälle war die Zahl der registrierten Toten und Verletzten im Vergleich dazu anfechtbar, wie die Geschichte zeigt. Es gab keine Möglichkeit einer unabhängigen Überprüfung. Die Institutionen, die für die Führung einschlägiger Aufzeichnungen verantwortlich waren, waren im Vergleich nicht so organisiert.

Die meisten der in der Vergangenheit gemeldeten Fälle wiesen eine sehr hohe Sterblichkeitsrate auf, die manchmal in die Millionen ging. Ganz oben auf der Liste der bekannten Seuchen stehen nach wie vor die Spanische Grippe, Pocken, Windpocken, Masern, Türkische Grippe, Beulenpest und so weiter. Diese tödlichen Seuchen traten zu einer Zeit auf, als es der Welt an präzisen medizinischen Diagnoseverfahren und Forschungskapazitäten mangelte, um mit den Vorkommnissen fertig zu werden.

Außerdem fehlten der Welt zu dieser Zeit die Ressourcen, um genaue Aufzeichnungen vorherzusagen, zusammenzustellen und zu verarbeiten. Die Behörden, die für die Synchronisierung mit dem Rest der Welt verantwortlich waren, waren neu in dieser Aufgabe. Die maßgebliche Darstellung der Opfer und der durch die Seuchen verursachten Verwüstungen in der Bevölkerung wurde oft unter- oder übertrieben dargestellt. Manchmal verhüllten die Behörden den Ausbruch der Pest. Manchmal war das Ausmaß der Ansteckung größer als das, was heute geschieht.

Die Möglichkeit, dass die Regierung eine unvollständige und fehlerhafte Rechenschaft ablegte, um die Wahrheit zu verbergen, war immer vorhanden. Die Zeugenaussagen der Behörden waren verschleiert, um die nächste Generation

Erstes Kapitel

umzuleiten und umzuerziehen. Auch wenn sie nicht glaubwürdig waren, was den Umfang und die Todesopfer der Ausbrüche betraf.

Dennoch ist das älteste jemals identifizierte menschliche Virus mehrere tausend Jahre alt. Es wurde in Deutschland im getrockneten Blut eines jungen Mannes entdeckt, der in einem Grab begraben war. Bei dem Virus handelte es sich um einen Typ des Hepatitis-Virus, das älteste jemals direkt sequenzierte Virus. Darüber hinaus haben uns Viren und Seuchen schon immer umgeben.

Die schlimmste Plage war der Schwarze Tod Mitte des 14. Jahrhunderts, der etwa 40% der Bevölkerung Europas auslöschte. Es dauerte mehr als 200 Jahre, bis sich die Bevölkerung von der Verwüstung erholt hatte. Die Pest, die den Schwarzen Tod verursachte, hatte ihren Ursprung in China Anfang bis Mitte der 300er Jahre.

Das Virus verbreitete sich dann westwärts entlang der Handelsrouten, vor allem entlang der Seidenstraße, in Richtung Mittelmeer und Nordafrika. Im Jahr 1348 erreichte es England und andere Teile Europas.

Der Ausbruch der Pocken erfolgte um 1520. Auf dem Höhepunkt der Infektion forderte er über 50 Millionen Menschenleben. Dann entwickelte 1796 ein britischer Arzt einen Impfstoff gegen die ansteckende Pockenkrankheit.

Damals beobachtete der Arzt, dass junge Mädchen, die Kühe melken, von der Ansteckung mit Pocken verschont blieben. Dieses Phänomen rief die Aufmerksamkeit eines jungen Arztes auf den Plan. Dann experimentierte der Arzt damit, einer Person eine Infektion mit einem milden Kuhpockenvirus (von den Kühen genommen) zu verabreichen. Das Ergebnis war ermutigend, denn man stellte fest, dass die Milch Antikörper enthielt, die eine Immunität gegen das tödliche Pockenvirus bieten.

Erstes Kapitel

Der Kuhpocken-Impfstoff diente als natürlicher Impfstoff, bis der moderne Pockenimpfstoff entwickelt wurde. Dann schaltete sich die Weltgesundheitsorganisation mit einer erfolgreichen Kampagne zur Ausrottung der Pocken ein. Die Pocken sind die einzige menschliche Krankheit, die jemals für ausgerottet erklärt wurde.

Die Spanische Grippe während des Ersten Weltkriegs war bekannt, als die Grippepandemie von 1918 eine der tödlichsten in der Geschichte der Menschheit war. Die tödliche Grippe dauerte fast 36 Monate von Januar 1918 bis Dezember 1920. Das Virus infizierte über 500 Millionen Menschen, etwa 40% der damaligen Weltbevölkerung. Die Zahl der Todesopfer wurde auf etwa 25-50 Millionen geschätzt.

Die Pest von Justinian um 541-542 n. Chr., mit mehreren Wiederholungen bis 750 war ein Ausbruch, der das Oströmische Reich, das Byzantinische Reich und seine Hauptstadt Konstantinopel, Istanbul genannt, heimsuchte. Die Bakterien, die die Pest des Justinian verursachten, werden allgemein als dieselben Bakterien angesehen, die den Schwarzen Tod im 14. Sie verschwanden jedoch für fast 1000 Jahre, um 1347 wieder aufzutauchen, ist ein noch ungelöstes Rätsel.

Die dritte Seuche, das Jahr 1855, tötete etwa 12 Millionen Menschen. Die Antoninische Pest 165-180 n.Chr. tötete 5 Millionen Menschen, die großen Plagen des 17. Jahrhunderts 1600 töteten etwa 3 Millionen Menschen. Die asiatische Grippe, 1957-59, tötete etwa 1-2 Millionen. Russische Grippe 1889, tötete 1 Million. Die Hongkong-Grippe 1968-1970 tötete 1 Million Menschen. Schweinegrippe, Gelbfieber, Ebola, MERS und SARS.

Das HIV/AIDS-Virus wurde erstmals 1981 in den Vereinigten Staaten gemeldet. Es tötete etwa 25 bis 35 Millionen Menschen. Trotz der jahrelangen Bemühungen gibt es keinen Impfstoff gegen HIV. Es ist schwierig, das Virus zu kopieren. Das Virus ist bei jedem Menschen einzigartig. Es tritt bei ein und derselben Person von Monat zu Monat unterschiedlich auf.

Erstes Kapitel

Genauso wie das Coronavirus im Vergleich zu den früheren Plagen zu einer der größten Herausforderungen für den Menschen geworden ist. Das KOVID-19 steht jedoch in einer Klasse für sich allein, einzigartig benannt als der erste Ausbruch mit einer universellen Reichweite. Die Zahl der durch das Coronavirus verursachten Todesfälle ist im Vergleich zu anderen, die bisher in der Geschichte aufgetreten sind, gering.

Heute stellt die Pandemie eine große Gefahr dar, deren Folgen weit über die der anderen Plagen hinausgehen. Denn die Plagen der Vergangenheit waren sehr lokalisiert. Die Seuchen konnten nicht als Pandemie bezeichnet werden.

Dennoch weist die KOVID-19-Pandemie im Vergleich zur Beulenpest weniger Todesfälle auf und ist universeller als alle anderen Pandemien. Die Zahl derer, die bisher an der KOVID-19-Pandemie gestorben sind, ist unbedeutend. In Bezug auf die Universalität der Pandemie. Kein einziger der vergangenen Ausbrüche lässt sich mit dem vergleichen, was die Welt erlebt. Nichts in der nahen Geschichte lässt sich in Bezug auf Reichweite, Größe und Ausmaß mit der gegenwärtigen Seuche vergleichen. Die Welt von heute ist ein Katastrophengebiet, in dem noch mehr Katastrophen bevorstehen.

Den historischen Dokumenten zufolge hat sich die Art und Weise, wie Menschen und Nationen auf den Ausbruch von Krankheiten und Seuchen reagieren, nicht geändert. Die Merkmale und Ähnlichkeiten sind in vielerlei Hinsicht offensichtlich. Dieses Gebiet könnte der Schlüssel zum Verständnis dessen sein, was in der Vergangenheit geschehen ist und was mit dem KOVID-19 geschieht.

Die medizinische Praxis jener Tage befand sich noch im Anfangsstadium der Entwicklung. Heute blüht die Entwicklung des Wissens mit medizinischen Praktiken, die im Vergleich zu der neuen Robotertechnologie, die in der medizinischen Forschung und Chirurgie eingesetzt wird, weit fortgeschritten sind.

Erstes Kapitel

Damals mussten die Behörden warten, bis die Seuchen zurückgegangen waren, bevor sie die Kosten zählten und wussten, was passiert war. Oftmals begrenzt durch die Nichtverfügbarkeit nützlicher Informationen bei der Behandlung der Fälle. Was sie wussten, kommt, nachdem die Seuchen ihren Lauf genommen haben. Sie konnten das Virus auf keinen Fall eindeutig identifizieren.

Die vergangenen Vorkommnisse zeigten Fälle örtlich begrenzter Seuchen, deren Dauer begrenzt war. Sie zeigten auch, dass sich das Leben nach dem Abklingen der Seuchen wieder normalisierte. In den meisten Fällen für eine kurze Zeit vor dem nächsten Ausbruch.

Der einzige rote Faden, der zum Beispiel den Ausbruch der bubonischen Pest des 14. Jahrhunderts, der großen Pest von London und der Spanischen Grippe verbindet, ist die Lokalisierung auf bestimmte Städte und Länder. Nach dem Ausbruch der Pest normalisierte sich die Situation bis zu einem gewissen Grad, und die Bevölkerung ruhte sich aus. Dann starben die Seuchen ab und gingen in die Geschichte ein. In jenen alten Tagen wurde das wissenschaftliche Konzept zur Eindämmung der Seuche improvisiert. Außerdem war es unerhört, die Ausbreitung des Virus durch Abschätzung der Infektionshöhe und der Abklingkurve zu überwachen.

Die gegenwärtige Krise ist aufgrund des pandemischen Charakters des Coronavirus-Ausbruchs weitaus globaler als alles, was zuvor in der neueren Geschichte geschah. Sie unterscheidet sich von der bubonischen Pest, auch bekannt als "Schwarzer Tod", die das mittelalterliche Europa heimsuchte.

Ab diesem Zeitpunkt war die Beulenpest eine Fallstudie für die Verbreitung von Bakterien, die auch als dritte Pest bekannt war. Auch wenn sie nicht wie heute das Etikett einer Pandemie trug, so tötete doch der Ausbruch der Beulenpest Millionen von Menschen in Asien und Europa. Sie begann in Europa um 1348.

Erstes Kapitel

Die Nation Frankreich verlor so viele ihrer Bürger durch die Beulenpest. Allein die Stadt Paris verzeichnete in diesem Zeitraum bis zu fünfzigtausend Todesopfer. Mitte 1348, auf dem Höhepunkt der Pest, befahl König Philipp VI. von Frankreich der Universität von Paris, die Ursache der Pest herauszufinden. Später, lange nachdem der Ausbruch der Pest abgeklungen war, entdeckten sie die Ursachen.

Die bubonische Pest war so katastrophal, dass sie viele der kleinen französischen Dörfer, die in den Aufzeichnungen und auf den nationalen Karten verzeichnet sind, dezimierte und sogar auslöschte. Sie verschwanden von der Landkarte, als ihre Bewohner in andere Städte flüchteten oder starben. Bei der letzten Zählung hatte die Seuche im Laufe des 14. Jahrhunderts zwischen 75 und 200 Millionen Menschen getötet.

Die Ärzte rieten den Kranken, sich die geschwollenen Lymphknoten oder Bubos einschneiden zu lassen. Das führte dazu, dass viele der Erkrankten massenhaft durch Inzision und Kauterisation behandelt wurden. Das Ergebnis war eine Katastrophe, die zu weiteren Todesfällen führte.

Die Methode der Inzision erwies sich als tödlich, da sie zu mehr Infektionen führte. Die Vergeblichkeit des Ratschlags verbreitete die Krankheit nur noch weiter auf andere und führte zu weiteren Todesfällen. Genau wie heute, wo führende Politiker den Bürgern raten, sich mit toxischen Medikamenten und unter völliger Missachtung der sozialen Distanzierungsmaßnahmen und des Tragens von Masken selbst zu behandeln.

In der Antike gab es auch Seuchen, deren Ursprung unbekannt war und deren Auswirkungen auf die Gesellschaft von geringerem Ausmaß waren. Solche Plagen trafen viele Nationen, ohne dass die Informationen in der Welt bekannt wurden. Die Reaktion der Regierung auf diese Fälle geringerer Seuchen war nahezu gleichgültig. Außerdem unternahmen sie meistens nichts, um die Ausbreitung des Virusausbruchs

Erstes Kapitel

einzudämmen. Den meisten Ärzten fehlte ein solides und wirksames Mittel gegen die Seuche.

Schließlich wurde keine dieser Seuchen jemals als ausgerottet zertifiziert, mit Ausnahme der Pocken. Sie traten auf, hielten eine Zeit lang an und verschwanden wieder. Sie schliefen nur untätig, um für den nächsten Tag aufzuwachen. Daher hatten Wissenschaftler vor der Gefahr des Wiederauftretens der Plagen von gestern gewarnt.

Es ist nur eine Frage der Zeit, bis sich eine arzneimittelresistente Form desselben Virus und derselben Bakterie entwickelt und weltweit zu einer großen Gesundheitsbedrohung wird.

Seuchen und die Antike Welt.

Diejenigen, die historische Ereignisse schreiben, stellen fest, dass die Geschichte immer ein Ausgangspunkt ist, bei dem die Türen zur Vergangenheit geöffnet sind, während sie gleichzeitig auf zukünftige Tendenzen hinweist. Sie ist ein nützliches Instrument, um die erwarteten Entwicklungen im Laufe der Zeit zu steuern. Sie kann auch zum Instrument werden, mit dem die Wahrheit verzerrt wird, um eine private Interpretation widerzuspiegeln.

Erst vor kurzem habe ich mein Interesse an der Suche nach Präzedenzfällen in den Geschichtsbüchern verstärkt. Dabei suche ich nach Wiederholungen und Mustern im historischen Bereich der Seuchen. In meiner Neugierde. Begann ich zu vergleichen, was in der Vergangenheit geschehen war, was Licht in die heutigen Geschehnisse und Muster bringen könnte. Ich wollte wissen, wie die Öffentlichkeit zu verschiedenen Zeiten der Geschichte mit dem Ausbruch der Pest umgegangen ist.

Ich fand heraus, dass in den Geschichtsbüchern zum ersten Mal Fälle eines Pestausbruchs in den Annalen der Welt verzeichnet wurden, und zwar im alten Buch der Bibel. Der

Erstes Kapitel

Bericht in der Bibel war ein Bericht über einen Ausbruch, der sich in den frühen Jahren des Patriarchen Abraham ereignete. Das waren das erste Mal und die erste Erwähnung einer Seuche, die eine Person, Menschen und einen Haushalt befiel.

Diese Geschichte ist deshalb so bedeutsam, weil es das erste Mal war, dass in der Bibel das Wort "Pest" erwähnt wurde. Die erste Erwähnung in der Bibel gibt immer einen Hinweis auf etwas Tieferes. Außerdem könnte die Erwähnung nach den Gesetzen der ersten Erwähnung einige wichtige Details enthalten.

Die Bibel ist das einzige maßgebliche Buch über die aufgezeichnete Geschichte der Menschheit von der Schöpfung bis zur Gegenwart. Selbst vom ersten Buch der Genesis bis zum letzten Buch der Bibel hat sie der Menschheit viel zu erzählen. Die Bibel zeichnet nicht nur die Geschichte auf, sondern interpretiert auch den verborgenen Sinn, um den Leser über die Bedeutung zu informieren.

Die Bibel aus der Antike enthält den Bericht über die kulturellen Praktiken, das soziale Verhalten und den spirituellen Zustand des Volkes. Genauer gesagt, wie die Zivilisation durch die Zeitalter bis in die Gegenwart voranschritt. Zum Beispiel hatte die menschliche Rasse in der Frühzeit der menschlichen Zivilisation im Vergleich zu dem, was heute geschieht, nicht die Fortschritte der technologischen Durchbrüche.

Daher beginnen die biblischen Berichte bei der Schöpfung und führen dazu, wie der Herr im Laufe der Jahre schrittweise mit den Menschen umgegangen ist. Abgesehen davon, dass er in schwierigen Situationen eingriff, um schwierige Situationen abzuwenden, hatte die Zerstörung die Absicht, die ganze Zivilisation auszulöschen.

Die Ära des Patriarchen Abraham markierte jedoch einen Wendepunkt und eine bedeutende Verschiebung, da es das erste Mal war, dass ein Pestausbruch in der Bibel erwähnt und dokumentiert wurde. Die Bibel berichtet, dass Gott Abraham

Erstes Kapitel

angewiesen hatte, seinen Geburtsort zu verlassen und sich im Land Kanaan aufzuhalten. Irgendwo auf dem Weg dorthin zog er wegen einer schrecklichen Hungersnot in den Süden nach Ägypten.

Der Grund dafür war, dass Abraham mit seiner Familie vor der durch eine Naturkatastrophe verursachten Härte davonlief. Später in der Geschichte kam er mit seiner Frau Sarah in Ägypten an. Dann geschah das Unvorstellbare, als das ägyptische Volk Abrahams Frau gewaltsam übernahm, um die Frau des Königs von Ägypten zu werden.

Während dieser Zeit hatte das ägyptische Volk den Ruf, staatlich geförderte Entführungen zu praktizieren, bei denen der Besitz der Nicht-Ägypter gänzlich konfisziert wurde. Dazu gehörte auch der gewaltsame Erwerb der Ehefrauen der unter ihnen lebenden Ausländer. Die böse Tat lud das Missfallen des Herrgottes ein, der eine Seuche über den König von Ägypten und seinen Haushalt entfesselte. Dies ist der Hintergrund, vor dem die erste Plage entstand, die irgendwo auf der Welt registriert wurde.

Die zweite Erwähnung eines Pestausbruchs geschah im Land Ägypten mit archäologischen Beweisen und Dokumenten, die nicht nur im biblischen Buch Exodus, sondern auch in vielen antiken Quellen zu finden sind. Es handelte sich um die Geschichte der Befreiung der Kinder Israels aus der ägyptischen Knechtschaft. Diese Zeit fiel mit der Herrschaft des Pharao, des Königs von Ägypten, zusammen, der die Kinder Israels unterworfen und sie harter Sklavenarbeit und ungerechten Löhnen unterworfen hatte.

Der Geschichte zufolge schickte Gott der Herr die Plagen, um den König und das Priestertum des ägyptischen Staates und die falschen Götter der Ägypter zu demütigen. Es war das Gericht Gottes gegen den König von Ägypten, der sich geweigert hatte, das einfache Gebot Gottes zu akzeptieren. Obwohl Gott die Plagen schickte, die das Herz der Nation und des Volkes trafen, hatte es doch einen Zweck. Es war Gottes Weg, Seinen Unmut gegen die götzendienerische Anbetung der Nation Ägypten zu zeigen.

Der Bibel zufolge schickte Gott der Herr zehn aufeinander folgende Plagen gegen die Nation Ägypten und hinterließ eine Spur der Zerstörung. Die zerstörerische Wirkung der Plage auf das soziale und wirtschaftliche Leben der Menschen war enorm, da sie sich auf alle Lebensbereiche in Ägypten auswirkte.

Die Seuche traf die gesamte Nation mit Todesopfern, wirtschaftlichem Bankrott und sozialen Umwälzungen gegen die herrschenden Behörden. Die Seuchen beunruhigten das Volk, einschließlich der Führer, in hohem Maße. Das ließ der Nation keine Wahl. Aber das Volk Israel in die Wüste ziehen zu lassen. Das folgende Ereignis zeigte, was geschehen kann, wenn der Herr wiederholt wegen einer unangenehmen Handlung beleidigt und verärgert ist.

Dies sind ähnliche Geschichten und Beispiele in der Bibel, die die Grundlage für das Verständnis von Plagen bilden. Manchmal helfen sie uns zu verstehen, warum Plagen in der Geschichte vorkommen. Sie geben uns auch die Möglichkeit, die Umstände und uns selbst in Krisenzeiten zu betrachten. Gleichzeitig geben sie uns den Rahmen, um unsere Entscheidungen in parallelen Situationen und Praktiken, die zu Zurechtweisung und Verurteilung einladen können, zu lenken.

Nach der Bibel hat Gott allein die Macht, eine Plage zu senden, wann immer er sein Missfallen an einem Einzelnen oder einer Nation dadurch zeigen kann, dass er eine Plage zum Gericht oder zur Zurechtweisung sendet. Ebenso kann eine Plage einem ausgesprochenen Urteil über eine giftige gesellschaftliche Praxis folgen, die aus seinem Willen herausfällt.

Seuchen können daher die Folgen des Ungehorsams einer Nation oder eines Volkes sein. Ebenso kann Gott eine oder mehrere Plagen als eine erste oder letzte Warnung an eine

Erstes Kapitel

Nation oder ein Volk senden. Er kann sie zur Disziplinierung als Korrekturmaßnahme oder als Strafe für eine ungehorsame Nation oder ein ungehorsames Volk verwenden.

Die aktuelle Coronavirus-Pandemie ist jedoch anders als alles, was es in der Weltgeschichte je gegeben hat. Der gegenwärtige Ausbruch hat den Vorteil, dass er im Vergleich zu allen anderen Seuchen, die in der Vergangenheit aufgetreten sind, universell ist. Selbst das Wort Pandemie vermittelt ein erschreckendes Bild von Panik und Tod, wann immer es im oder außerhalb des Kontextes erwähnt wird.

Daher gibt es viele Gründe, warum wir den gegenwärtigen Ausbruch der Pandemie nicht als Finger Gottes auf die Welt deuten können. Gott hat mit der Coronavirus-Pandemie und der Gefahr, die sie für die Welt darstellt, nichts zu tun. Daher ist es nicht sicher, zu dem Schluss zu kommen, dass die Coronavirus-Pandemie als STRAFE geschah, und es kann auch nicht als URTEIL des HERRN GOTTES verstanden werden.

Dass die Coronavirus-Pandemie geschah, hat alles mit der normalen Nachlässigkeit und Ünver bereitsteht des Menschen zu tun, unsere Unzulänglichkeit zuzugeben. Viele Nationen und Einzelpersonen zahlen den Preis für diese Unachtsamkeit. Die Schuld liegt jedoch bei den Behörden und denen im Entscheidungsgremium der Regierung. Ihre Pflichtversäumnisse haben zu der gegenwärtigen Krise geführt.

Bis heute sind kein Theologe und kein Bibellehrer aufgetaucht, die Antworten auf die kritischen Fragen der Pandemie gegeben hätten. Ebenso wenig haben die Führer der Kirche des Herrn einen Grund für den Ausbruch der Pandemie angeführt. Die andauernde Situation hat für diejenigen, die den Ausbruch des Coronavirus dem Werk Gottes zuschreiben, ein schweres theologisches Dilemma geschaffen. Daher ist es eine Position, die nicht die Gnade Gottes widerspiegelt, wenn man zu einer Schlussfolgerung springt, die über die Gnade Gottes hinausgeht.

Erstes Kapitel

Die Welt bleibt in Erwartung und wartet darauf zu erfahren, warum es zu der Pandemie gekommen ist. Sie ist ein Rätsel für die Welt und die Kirche. Doch der Gott, der über alles entscheidet, hat die Macht, jeden Ausbruch größeren Ausmaßes entweder zuzulassen oder zu verbieten.

In mehrfacher Hinsicht als man sich vorstellen kann, hat die Pandemiekrise das Wesentliche und Unverzichtbare für die Existenz der Menschheit offenbart. Sie hat auch enthüllt, wie die Welt einen großen Teil ihrer lebenswichtigen Ressourcen für Eitelkeit und verschwenderische Projekte ausgibt, anstatt in das Wissen des Reiches Gottes und in die geistlichen Dinge des Herrn zu investieren.

Dies ist jedoch nicht das erste Mal und wäre nicht das letzte Mal, dass die Welt eine Plage dieses Ausmaßes erlebt. Zu verschiedenen Zeiten in der Welt hatten die Plagen an verschiedenen Orten und Orten mit verheerenden Folgen, die als biblisch beschrieben werden.

Die Problematik der Plagen ist nichts Neues. Das biblische Buch Genesis, Exodus, Rut, Samuel, Könige und Chroniken enthält viele Berichte über Ausbrüche, die sich in der Vergangenheit ereignet haben. Die Bibel enthält viele interessante Berichte über Seuchen, Epidemien und Hungersnöte, die zum Verständnis der KOVID-19-Pandemie beitragen können.

Diese Geschichten können uns auch bei der Planung eines besseren Ansatzes zur Eindämmung des Ausbruchs helfen. Außerdem erhöhen sie unser Verständnis für das, was geschieht, sogar für das vergangene Auftreten und das künftige Wiederauftreten der Pandemie.

In den Zeiten des Alten Testaments hatte der Herr die Plagen als eine Form des richtenden Handelns gegen irrende Nationen und Einzelpersonen benutzt. Manchmal gebraucht Gott sie absichtlich in Erfüllung seiner letzten Absicht oder für seinen besonderen Zweck.

Erstes Kapitel

Der Herr konnte Plagen als Pein oder Zurechtweisung verwenden, um die Aufmerksamkeit eines Einzelnen oder einer Nation zu erregen. Zum Beispiel litt König David unter der Züchtigung des Herrn, als er die Gesetze Gottes missachtete, als er eine Volkszählung oder eine Volkszählung der Kinder Israels erklärte.

Das Wort findet sich an über hundert und dreißig Stellen in beiden Testamenten der Bibel. Oft wird es verwendet, um bestimmte unverständliche Handlungen des Herrn zu beschreiben. Manchmal wird es verwendet, wenn der Herr eingreift, um seine mächtige Hand gegenüber der Menschheit durchzusetzen.

Deshalb drückten sich die seltsamen Werke des Herrn immer während des Ausbruchs einer Seuche oder Pest in der Bibel aus. Dies zeigt den Unmut Gottes über die Sündhaftigkeit der Menschheit. Aus diesem Grund folgt der Ausbruch von Plagen dem Ausbruch des Zornes oder der Wut Gottes.

Manchmal kann Gott Plagen oder Seuchen in die Pein schicken, wenn die ganze Nation oder das ganze Volk seinen Ungehorsam gegenüber Gottes klaren Geboten zum Ausdruck bringt. Plagen können Gegenstand des göttlichen Gerichts sein, um die Aufmerksamkeit eines Führers, einer Nation und einzelner Personen zu erregen.

In allen Fällen ist die Bibel ein Buch, das geschrieben wurde, um Menschen von den Übeln der Unwissenheit zu befreien. Indem sie den Leser über den Grund für das Auftreten einer Seuche informiert.

Gott wird jedoch denjenigen, die bereit sind, den Umstand zu erfahren, der den Zustand herbeigeführt hat, immer ein Verständnis geben. Indem er die Menschen nicht nur über die Ursachen des Leidens informiert.

Der Hauptgrund für die meisten der im Alten Testament beschriebenen Plagen ist, dass die Menschen Gott fürchten dürfen. Bezeichnenderweise sind sie so geschrieben, dass die Kinder Gottes demütig und gottesfürchtig in dieser Welt leben können. Sie sind Beispiele für das Wesen des impliziten, lehrreichen, konstruktiven und bedeutsamen Eingreifens Gottes, damit der Mensch von der Güte Gottes lernen kann.

Die historischen Plagen der Bibel sind voller Bedeutung, die den ahnungslosen Augen verborgen bleibt. Die Erzählungen könnten auf das gegenwärtige und endzeitliche Szenario in dem, was die Galle als doppelte Erfüllung der Prophezeiung bezeichnet, projizieren.

Am Anfang.

Die Bibel begann mit der Aufzeichnung von über siebzig Hinweisen auf Plagen und Seuchen, die hauptsächlich im Alten Testament zu finden sind. In den meisten Fällen verwendet die hebräisch-griechische Bibel mehrere starke Worte, um die Besonderheit einer Plage zu bezeichnen. Mit Wörtern, die in der englischen Bibel sowohl des Alten als auch des Neuen Testaments oft übersetzt werden.

Zum Beispiel verwenden die Juden sowohl das aramäische als auch das hebräische Wort "Debher", um eine Pest oder Epidemie zu beschreiben. Das Wort "Debher" bedeutet Bedrängnis oder Schlag. Sie gehören zur Familie der Wörter wie (nega', negep, maggepah, makkah). Diese Wörter könnten auch eine Krankheit bedeuten, wenn sie mit einer durch göttlichen Zorn verursachten Krankheit in Verbindung gebracht werden.

Das Wort "Debher" wird in vielen Texten der Heiligen Schrift oft als Pest übersetzt, in dem Sinne, dass Gott derjenige ist, der eine Pest, Seuchen usw. bringt. In der Bibel wird das Wort "Pest" zum Beispiel verwendet, um den Zustand des Verschlusses des weiblichen Schoßes zu beschreiben, der auch als Unfruchtbarkeit und andere Krankheiten im Zusammenhang mit Frauen bekannt ist.

Erstes Kapitel

In der hebräischen Sprache ist neben anderen verwandten Wörtern das gebräuchlichste Wort zur Beschreibung einer Pest "Maggepha". Das Wort "Maggephah" kann beschreiben:

- ❖ Ein Gemetzel,
- ❖ Krankheit,
- ❖ Ein mächtiger Angriff,
- ❖ Ein Todesstoß.

Auch die griechischen Übersetzer des Neuen Testaments verwenden mehrere Wörter, um eine Seuche zu identifizieren, zu bezeichnen oder zu beschreiben. Das gebräuchlichste Gebrauchswort in der griechischen Bibel ist "Plygh", was so viel bedeutet wie "Plage":

- ❖ Eine Wunde, offene Wunde, Verletzung.
- ❖ Ein scharfer Stich, Schlag.
- ❖ Oder eine Krankheit.

Die Griechen benutzten auch das Wort "Panoukla", das eine Krankheit oder ein Leiden bedeutet. Diese Worte beziehen sich auf den Zorn Gottes. Biblisch bezeichnen sie auch Plagen. In gleicher Weise bedeutet das griechische Wort "Orgh" den Zorn Gottes, wenn Gott seinen Zorn wie eine Plage auf der Erde entfesselt.

Daher ist der Zorn Gottes der "Orgh" Gottes. Dasselbe Wort, das ins Englische übersetzt wird, bedeutet Zorn, Wut oder harte Bestrafung, hemmungslose Emotion oder Verlangen.

Außerdem verwendeten die Griechen auch das Wort "Thumos", was einen sofortigen oder verzögerten Ausbruch von Zorn oder Wut mit einem Ergebnis bedeutet. Die Übersetzer der griechischen Koine-Bibel verwenden ebenfalls mehrere andere Wörter ohne Transliteration.

Das Wort "Pandämonium" leitet sich von demselben Wortstamm ab. Es handelt sich um eine Pandemie, die eine ganze komplexe soziopolitische Interpretation umfasst.

Erstes Kapitel

Die Geschichte von Hiob zeigt jedoch, dass man zu dem Schluss kommen muss, dass man jedes Mal, wenn etwas schief geht, das Böse sieht. Unglück geschieht nicht als Reaktion darauf, dass Menschen etwas falsch machen. Deshalb sollten Gläubige vorsichtig sein, wenn sie die Sünde mit der Katastrophe der Plagen in Verbindung bringen.

Der Patriarch Hiob zeigt, dass etwas anderes die Ursache für die Krise gewesen sein könnte als das, was seine Freunde geglaubt hatten. In gleicher Weise versteht der lebendige Gott, der alles sieht und alles weiß, warum die Pandemie passiert ist. Die Gläubigen denken jedoch manchmal an Gott als einen Richter, der das Gericht bringt.

Das neue Zeitalter der Wissenschaft.

In der heutigen Welt sind die Nachrichten golden, besonders wenn sie sich mit den Fakten vor Ort decken. Daher ist meine bevorzugte Quelle für das tägliche Briefing die 19-Uhr-Abendnachrichten im Nationalen Netzwerk des Skai-Fernsehens in Griechenland. Es handelt sich um die staatlichen Nachrichten, mit einer Besetzung, die Staatsminister, den Chefarzt des Staates und Kommentatoren aus dem Journalistenpool umfasst. In den Briefings wird die Zahl der Todesfälle, der Infizierten und der ins Krankenhaus eingewiesenen Personen sowie jede zusätzliche Maßnahme, die der Staat vorschlägt, angegeben.

Das auffällige Merkmal der Präsentation ist die Abhängigkeit des Staates vom wissenschaftlichen Fortschritt des Krieges gegen das Virus. Die Redner bezogen sich oft auf das, was die wissenschaftlichen Experten glauben und was die erwartete Projektion ist, um die Kurve und die Ebbe abzuflachen.

Jeder, der sich die Programme ansieht, kann leicht die Vormachtstellung der Wissenschaft über alles Verständnis erkennen. Daraus lässt sich leicht der Schluss ziehen, dass die

Erstes Kapitel

Wissenschaft der bestimmende Faktor bei jeder von der Regierung beschlossenen Maßnahme war.

Ein charakteristisches Merkmal der täglichen Kurznachrichten des Regierungssprechers ist die Führung durch die Wissenschaft. Die Welt hat die Wissenschaft zum Schiedsrichter der Wahrheit erhoben. Das allein hat die Welt blind gemacht für die Suche nach der absoluten Wahrheit, die nicht scheitern kann.

In der heutigen Welt ist es schwer zu wissen, was Wahrheit definiert. Ein römischer Herrscher fragte einst einen bescheidenen und sündlosen Mann: Was ist Wahrheit? Während der Mann in seinem Gericht dem Todesurteil entgegensah, fragte er: "Was ist Wahrheit? Er sagte: "Was ist Wahrheit"? Die Antwort, die er erhielt, ist über alle Zeiten hinweg unverändert geblieben.

Bis zum heutigen Tag hat niemand die substantielle Wahrheit, die der leidende und sündlose Mann namens Jesus von Nazareth ausgesprochen hat, in Frage gestellt oder in Frage gestellt.

Sie wird zur Realität, die Vorstellung, dass die Wahrheit in der heutigen pluralistischen Gesellschaft giftig ist. Die absolute Wahrheit ist zu einem unwillkommenen Linderungsmittel geworden, insbesondere wenn die Welt durch ihr Eingeständnis die Wahrheit durch Relativität und politische Korrektheit ersetzt hat. Die Gesellschaft von heute hat die dünne Linie zwischen Fakten und Wahrheit verwischt. Die Wahrheit ist zu einem Produkt geworden, das im Labor mit Reagenzgläsern hergestellt wird.

Mit dem Fortschreiten des Industriezeitalters haben die Parameter zur Bestimmung der Wahrheit ein neues Niveau erreicht. Heutzutage definiert nicht mehr die Absolutheit die Wahrheit, sondern der evidenzbasierte Untersuchungsprozess, der als Wissenschaft bezeichnet wird, ist oberstes Gebot. Die Kriterien zur Beurteilung der Wahrheit drehen sich heute um die

Erstes Kapitel

Grenzen, die durch die empirische Evidenz gesetzt werden. All dies kommt in der gegenwärtigen pandemischen Zwangslage zum Tragen.

Heute stehen empirische Beweise auf der Messlatte für die Beurteilung von Wahrheit und Falschheit in der kleinen Welt der Wissenschaft. Die Verschiebung in die kleine Welt der Wissenschaft ist nicht zufällig, sondern zu erwarten, da die Tendenzen des Atheismus mit dem Säkularismus zunehmen. Aus diesem Grund definiert die empirische Evidenz der Wissenschaft die Wahrheit.

Daher haben die verschiedenen Autoritäten, die für die Aufrechterhaltung der guten Regierungsführung der Gesellschaft verantwortlich sind, ihre Loyalität zur Wissenschaft verschoben. Die Welt unterliegt den Beschränkungen des Gesetzes der Wissenschaft.

Das gegenwärtige Coronavirus hat der Wissenschaft Glaubwürdigkeit über die absolute Wahrheit des Glaubens verliehen. Kein Wunder, dass die Welt religiöse Führer nicht zu einem Treffen einladen kann, auf dem Entscheidungen zur Lösung des gegenwärtigen Coronavirus-Ausbruchs getroffen werden.

Die Führer der säkularen Welt haben die Weisheit der Kirche bei der Suche nach Lösungen für Weltprobleme auf subtile Weise missachtet. Aber das ist eine erwartete und willkommene Entwicklung in der Glaubensgemeinschaft, da zwischen beiden Gremien schon immer Rivalitäten bestanden haben.

Es war vorhersehbar, dass sich die säkulare Welt der Wissenschaft zuwenden würde, da die Welt des Glaubens nicht die Worte von Viren oder Bakterien spricht. Es überrascht daher nicht, dass sich die Nationen die Doyens der Wissenschaft zu Eigen gemacht haben, um die Gesundheit der Bevölkerung zu schützen, die von der Geißel der Pandemie betroffen ist. Das ist der Preis für die Aufnahme des neuen Fürsten der Welt, das wissenschaftliche Evangelium nach den Aposteln der

Erstes Kapitel

Wissenschaft, pseudowissenschaftliche Verschwörungen und Vermutungen.

Dieses Evangelium rühmt sich damit, das Heilmittel für das Coronavirus durch Forschungen und Versuch-und-Irrtum-Prozesse zu finden, die zu Fehlschlägen neigen. Denn die Wissenschaft ist nicht absolut, sondern hat Fragen der damit verbundenen Gesundheitsrisiken, die sich auf die zukünftigen Generationen auswirken können. Damit operiert die Wissenschaft auf der Häufigkeit von zwei Extremen, die durch Verleugnung und Akzeptanz begrenzt sind.

Der eingefleischte Verfechter dieser neuen Religion namens Wissenschaft glaubt, dass die Wissenschaft die Antworten auf den Ursprung des Lebens hat. In dieser Blindheit haben sie Gott aus der Schöpfung herausgeschrieben, während sie sich den Meinungen der Menschen unterwerfen. Mit Büchern, die mit der Verheißung einer neuen Welt und eines neuen Gottes gefüllt sind, der Amoralität und unzweifelhafte Treue zur Säkularität zulässt.

Außerdem ist die Sprache der Wissenschaft mit Worten geschrieben, die von den Eliten der Wissenschaft zusammengestellt wurden. Dies ist ein Evangelium, das in den Laboratorien der multinationalen Pharmakonzerne entstanden ist. Das Problem dabei ist die Tatsache, dass nur sehr wenige Menschen verstehen können, was der Experte sagt und was sie aus dem öffentlichen Wissen herauslassen.

Kein Wunder, dass sich die täglichen Nachrichten darum drehen, dass säkulare Führer der Welt erklären, wie sehr sie von der Führung und Führung der Wissenschaft abhängig sind. Die Welt hat den Glauben der Wissenschaft über alles andere gewählt. Es ist eine mutige Erklärung, die zeigt, wo ihre Loyalität und ihr Interesse liegen.

Denn die Welt hat die Macht Gottes bei der Suche nach einer praktikablen Lösung für die Krise offen missachtet. Nun haben die Nationen in ihrem Bestreben, die neuen Götter zu ehren und

Erstes Kapitel

zu verherrlichen, Denkmäler zur Ehre der Wissenschaft errichtet. Der neue Gott dieser Welt ist unbestreitbar die Wissenschaft mit ihren kultischen Führern.

Das wissenschaftliche Wissen ist auf eine neue Höhe gehoben worden, gekrönt mit vollen Ehrungen, Opfergaben und einer Anbetung, die dem wahren Gott gehört. Unbestreitbar haben die Götter der Wissenschaft einen Platz gefunden, der im Bewusstsein der Nationen verankert ist.

Ohne Widerstand hat die Welt der kleinen Welt der wissenschaftlichen Ratschläge, Meinungen und Perspektiven vor allem anderen von ganzem Herzen zugestimmt. Die Zukunft der bewohnten Welt befindet sich daher heute in einem Paradigmenwechsel, der durch das Evangelium der neuen wissenschaftlichen Entdeckung, die medizinischen Forschungen und die Alchemie der Pseudowissenschaft geprägt ist.

Die politischen Führer der Welt haben alle ihre Souveränität an die Kabalen der medizinischen Wissenschaften abgetreten. Täglich warten sie auf jede Äußerung der Apostel der Wissenschaften, um das Schiff des Staates zu steuern. Die staatlichen Institutionen können ohne die Führung der Wissenschaft keine zusätzlichen Maßnahmen auferlegen. Die Macht des Reagenzglases hat im Krieg zur Bekämpfung der KOVID-19-Pandemie eine zentrale Rolle gespielt.

In der westlichen Welt haben die politischen Führer einen neuen Kalten Krieg begonnen, um einen Impfstoff zu finden, der funktioniert, auch wenn er das Ende der Menschheit bedeutet. Denn die kleine Alchimie in der Flasche sind die neuen Impfstoffe und der Wettlauf um die Entwicklung einer synthetischen, eine neue Form der DNA verändernden Lösung. Aber all das basiert auf dem Stolz der Wissenschaft.

Historisch gesehen verlassen sich säkulare Führer in der heutigen Welt mehr auf die Lösung der Probleme, mit denen die Nationen auf den Armen des Fleisches konfrontiert sind, als auf

Erstes Kapitel

die Kraft Gottes. Wobei die Führer das Privileg haben, Bündnisse zu wechseln, während sie sich im Kampf um die Beendigung der Notlage voll und ganz auf die Führung der medizinischen Berater und die Erkenntnisse der Forscher verlassen.

Dies ist das erste Mal, dass sich die Welt in einer Krise befindet, die sie von dem Gewebe zu trennen droht, das den Glauben und die Überzeugungen der Bürger vereint. Das Ausmaß der vollständigen Abhängigkeit der Welt von der Macht der Wissenschaft ist für den Uneingeweihten, der nicht an die Trennung von Kirche und Staat gewöhnt ist, ein Rätsel.

Die Frage ist, kann die Wissenschaft allein das Coronavirus besiegen? Das ist vielleicht das Geringste in der Größenordnung der kommenden Dinge in der Welt der Wissenschaft, die ständig von Nachrichten und Katalogen von Weißbüchern über die Entwicklungen des neuen Virus überschwemmt wird. Weil die Welt eine Lösung für die problematische Krise wünscht, wenden die führenden Politiker der Welt ihr Gesicht schnell der wissenschaftlichen Weisheit der Menschen zu, anstatt der Erkenntnis Gottes.

Das KOVID-19 könnte jedoch einen der tödlichsten Stämme des Coronavirus darstellen, die im Laufe der Jahre aufgetreten sind. Zwar gab es schon andere Coronavirus-Ausbrüche, die weniger schwerwiegend und beunruhigend waren als der gegenwärtige Stamm, doch erweist sich der gegenwärtige Ausbruch als schwieriger einzudämmen.

Während die Nationen damit beschäftigt sind, zusätzliche Maßnahmen zu planen, sind sie völlig abhängig von den medizinischen Forschungen und Entscheidungen der wissenschaftlichen Eliten. Die Staats- und Regierungschefs haben großes Vertrauen in ihre Bemühungen, die Bedrohung durch den Ausbruch der Pandemie zu minimieren.

Währenddessen grenzen eine feine und eine imaginäre Linie das Wort des Glaubens und das Wort der Wissenschaft voneinander ab. Diese Linie bedroht die religiöse Sensibilität

Erstes Kapitel

von Menschenmassen. Ohne dies zu wissen, stehen die Entdeckungen der wahren Wissenschaften nicht im Widerspruch zur Offenbarung der Bibel. In Wirklichkeit befinden sie sich auf derselben Seite, wenn man sie in der Welt des Glaubens betrachtet.

Es gibt keinen Widerspruch zwischen der Wissenschaft und dem Glauben an Gott, da die Wissenschaft die Aufgabe hat, zu entdecken, was Gott in der Vergangenheit getan hat. Denn von der Schöpfung her ist nichts neu unter der Sonne.

Es besteht die gegenwärtige Gefahr, die Wissenschaft mit dem Glauben Abrahams zu vermischen. Das Ergebnis der Vermischung ist ein katastrophaler Verlust an Spiritualität. Die Vereinigung des Motors der säkularen Welt und des Gottesglaubens kann die Zeit weder halten noch bestehen. Das Ergebnis jeder Vermischung würde am Ende zu einer wissenschaftsbasierten Religion werden, die mit empirischen Beweisen umgeht und dabei das Element der Spiritualität verliert.

Die säkulare Welt hat zu lange in Missachtung der Kirche gelebt, während sie sie bei allen Entscheidungsprozessen als unwesentlich betrachtet hat. Sie haben die Kirche in ihrem Bemühen, die Coronavirus-Pandemie zu bekämpfen, aus ihrer Rechnung herausgenommen. Während sie an der Überzeugung festhielten, dass die Kirche im Kampf gegen den Ausbruch der Pandemie nicht wesentlich und irrelevanten ist.

Der allein gelassene Leib Christi verfügt über die entscheidenden Werkzeuge, die in jedem Kampf gegen das Virus den Unterschied ausmachen können. Daher steht die weltweite Kirche ohne die säkulare Welt mit ihrem himmlischen Mandat und ihrer Autorität im Kampf gegen den Ausbruch des Coronavirus im Mittelpunkt des Geschehens.

Die Stärke der Kirche liegt beim Herrn, der zwar ihren Mut unter Beweis stellt, aber auch beweist, dass sie der Welt zumindest mehr Ressourcen zur Verfügung stellen kann, um

Erstes Kapitel

eine tiefgreifende und dauerhafte Lösung des Problems zu finden. Denn der Leib Christi hängt von der Gnade Gottes ab, nicht von der Wissenschaft und der Großzügigkeit des Menschen.

Was uns das sagt, ist, dass die Zeit für die Enthüllung des Bildes des Königs naht. Im dritten Kapitel des Buches Daniel errichtete der König in der Mitte der Hauptstadt ein Bild. Dann zwang er alle großen und kleinen, reichen und armen Menschen, das Bild unter Androhung des Todes anzubeten.

Heute wird dasselbe Bild in der Form lebendig, dass die Wissenschaft im Mittelpunkt der menschlichen Angelegenheiten steht. Vielleicht zwingen die Führer der Welt jeden dazu, sich dem Impfstoff und anderen wissenschaftlichen Entdeckungen zu unterwerfen oder den Zorn der Regierung zu riskieren.

Zweites Kapitel

Seuchen, Vergangenheit und Gegenwart.

Beweisen Sie alles; halten Sie an dem fest, was gut ist.

Apostel Paulus.

Es mag einige auffallende Ähnlichkeiten zwischen der Coronavirus-Pandemie und den historischen Ausbrüchen der verschiedenen Seuchen geben, die in der Geschichte aufgezeichnet wurden. Die Ähnlichkeit hängt von den Grenzen ab, die sich darum drehen, wie Nationen und Einzelpersonen auf den Ausbruch reagieren. Dazu gehören auch die Bemühungen der Regierung, das Stadium und den Zustand der Ausbrüche zu leugnen. Und Einzelpersonen, die in Angst und Panik auf die Fehlinformationen reagieren.

In Zeiten des Ausbruchs von Seuchen fälschen und manipulieren Nationen und Behörden immer wieder die Berichte über die Toten, Verletzten und Infizierten. Die Bürgerinnen und Bürger kennen nicht immer die wirklichen Details der Plagen, weil sie sich mit absichtlichen Leugnungen und Vertuschungen verstecken. Dies und mehr sind einige Ähnlichkeiten, die Plagen mit der Vergangenheit und der Gegenwart gemeinsam haben.

Zu Beginn erhielt die Weltgesundheitsorganisation den ersten Bericht über eine unbekannte Krankheit, an der mehrere

Zweites Kapitel

Menschen in Wuhan, China, erkrankt sind. Die erste Reaktion der chinesischen Regierung auf den Ausbruch einer Pandemie war ein völliges Leugnen. Dabei wurden die Fakten verzerrt und Zahlen manipuliert, um die Existenz des Ausbruchs zu verschleiern.

Dieselbe Geschichte erzählte von dem Ausbruch, der sich um 1664 im Vereinigten Königreich ereignete. Dann mussten die örtlichen Behörden in England, insbesondere in einigen Bezirken Londons, die Zahl der Todesopfer fälschen, um den Anschein zu erwecken, als sei sie niedriger als die tatsächliche Zahl. Sie taten dies, indem sie die Todesursache als nicht existent oder aus Krankheiten bestehend aufzeichneten, um die tatsächliche Todesursache zu vertuschen.

Die von den Behörden in der Vergangenheit eingeführten Maßnahmen und Einschränkungen waren unzureichend und nicht durchführbar, so dass die Infektions- und Todesrate astronomisch anstieg. Die für die Durchsetzung der Maßnahmen Verantwortlichen waren nachlässig und setzten die ihrer Meinung nach lebensrettenden Richtlinien leichtsinnig um.

Die Beschwerden und der Widerstand der betroffenen Bürger beeinflussten die eingeführten Maßnahmen. Daher weigerte sich die Bevölkerung, sich an die Maßnahmen zu halten. Sie nahmen keine Rücksicht auf ihre Nachteile und Verletzungen.

Die nationalen Führer und Behörden würden konfliktreiche und willkürliche Maßnahmen mit der gleichen Sorglosigkeit ergreifen, wie wir sie heute erleben. Die Regierungsbehörden zeigten ein hohes Maß an Nachlässigkeit, Inkompetenz und Egoismus im Umgang mit den Problemen des Ausbruchs. Die Ignoranz der Machthaber war offensichtlich.

Sie hatten am Ende kein moralisches Urteilsvermögen, um die Situation zu beurteilen. Die unvollkommene menschliche Phantasie wurde zum Maßstab, um herauszufinden, was vor

Zweites Kapitel

sich geht und wo die Gefahr liegen könnte. Dazu gehörten auch die Schwere und das Ausmaß der Krise, sowohl der lokalen als auch der allgemeinen Krise, einschließlich dessen, was als Nächstes kommt.

Dies führte dazu, dass die Menschen zornig wurden und Zorn gegen die Vorsehung Gottes und seinen göttlichen Willen zeigten. Mit Menschen, die all den Tod und das menschliche Leid im Lichte der Institutionen der organisierten Religion, die den Kontakt zum Volk verloren haben, und der Realität in Frage stellen. Abgesehen davon, dass die säkularen Mächte unfähig sind zu sehen, mit den religiösen Führern, die unsicher bleiben, wie sie mit der Krise umgehen sollen.

Heute wirkt sich aufgrund der Globalisierung das, was an einem Ort geschieht, immer auf die Gesellschaft in der ganzen Stadt aus. Auf diese Weise wird jeder Ausbruch von Seuchen und Krankheiten irgendwo immer eine universelle Auswirkung auf die Ausbreitung an einem anderen Ort haben und schließlich alle Gebiete der Welt betreffen.

Das Coronavirus ist die erste Seuche mit globaler Reichweite, die alle menschlichen Aktivitäten stört. Es handelt sich um eine eigene Klasse von Viren, im Gegensatz zu den anderen Seuchen, wenn man die Globalisierung und die rasche Ausbreitung auf der ganzen Welt berücksichtigt. Was zur Zunahme der raschen Ausbreitung auf andere Nationen beigetragen hat, ist die Mobilität aufgrund des schnellen Transportmittels? Der Massentransit hat sich so stark beschleunigt, dass die Vergangenheit im Vergleich dazu ein Kinderspiel ist.

Daher können sich Seuchen aufgrund der hohen Frequenz und der Zunahme des internationalen Reiseverkehrs und der menschlichen Bewegung ausbreiten. So auch die Zunahme der Eindämmungsbemühungen, die global geworden sind. Tatsächlich haben wir mit der höheren Rate der weltweiten Bewegung die Möglichkeit einer sofortigen Globalisierung jeder

Krankheit, jedes Leid und jeder Seuche beim geringsten Auftreten.

Die Bedrohung durch Verschwörung, Fehlinformationen und Leugnungen.

Es gibt Seuchen, es gibt Opfer, und es ist die Pflicht guter Menschen, sich nicht mit den Seuchen zu verbünden.

Albert Camus

Die Geschichte der Europa des späten 13. bis 18. Jahrhunderts könnte dazu beitragen, die gegenwärtige Neigung der Menschen zur Schaffung von falschen Geschichten, Gerüchten und Verschwörungen zu erklären. Denn der Grad der menschlichen Neigung, falsche Informationen zu verbreiten, hat nicht nachgelassen, sondern ist durch die zunehmende Globalisierung der digitalen Medien nur noch gestiegen.

Die Ereignisse der Vergangenheit unterscheiden sich nicht von den heutigen, da sich die meisten Informationen, die von verschiedenen Medien verbreitet werden, um Fehlinformationen, Desinformationen und Verschwörungstheorien drehen. Das Gleiche gilt für die widersprüchlichen Geschichten und den Mangel an Transparenz, der sich in der Nachrichtenberichterstattung zeigt. Die Gerüchteküche hat den Ursprung der aktuellen Coronavirus-Pandemie ständig verändert.

Die gegenwärtige Krise hat gezeigt, dass es zwei Fronten gibt, die KOVID-19-Krise, die sich verschärft hat, und die globale Fehlinformationspandemie. Die Fehlinformationspandemie ist das Geistesprodukt der Verschwörungstheorien, die sich wie die Viren selbst verhalten. Die Fehlinformationsviren mutieren ständig und bringen mehrere Varianten hervor, die gleichzeitig im Umlauf sind. Es ist ein vierköpfiges Monster. Dennoch breitet sich die Coronavirus-Pandemie parallel zur Online-Fehlinformationspandemie rasch unter der Bevölkerung aus.

Zweites Kapitel

Verschwörungstheorie ist der falsche Glaube, dass sich hinter den Kulissen bestimmte namenlose oder bekannte Personen befinden, die insgeheim bestimmte Ereignisse manipulieren, um ihre Agenda zu erfüllen. Die Theorie besteht darauf, dass mächtige globale Kräfte in negativer Absicht gegen die Nation und die gewählte Regierung arbeiten. Die Verfasser der Theorien tun dies, um Menschen aus politischen oder finanziellen Gründen zu provozieren, zu manipulieren oder ins Visier zu nehmen.

Diese Theorien sind zur Lokomotive populistischer Führer geworden, die weltweit nach Macht streben. Sie sind zu einem nützlichen Werkzeug in der Hand derer geworden, die die Gesellschaft um den Preis der Erlangung der Kontrolle über jede Gesellschaft in die Irre führen wollen.

Die Verwendung von Verschwörungstheorien durch politische Strategen ist für jeden Regierungszweig, der sich für den Schutz der Integrität der Nation und ihres Volkes einsetzt, zu einem Problem geworden. Wegen der Macht und Fähigkeit solcher Theorien, die Wahrheit zu verzerren und sie durch einen giftigen und entflammbaren Ersatz namens Desinformation zu ersetzen.

Heute erlebt die Welt dasselbe Phänomen durch die Desinformationsmühle, die mit der Verzerrung und den gefälschten Nachrichten der sozialen Medienrevolution und der rechtspopulistischen Medien bewaffnet ist. Das Ausmaß an Lügen und Propaganda, das von den gesichtslosen, auf das Böse fixierten Individuen ausgeht, ist astronomisch. Sie wenden bei allen Formen von Verschwörungstheorien und Vermutungen, die Zweifel in den Köpfen der Menschen säen, dieselbe Taktik an.

Die Gemeinsamkeiten und Merkmale der Theorie.

- ❖ Der Theoretiker identifiziert die Verschwörer als eine Gruppe oder Organisation, ein Volk und eine finstere Regierung.

Zweites Kapitel

- ❖ Die Geheimhaltung der angeblichen Verschwörung.
- ❖ Scheinbeweise, die die Verschwörungstheorie zu stützen scheinen.
- ❖ Die Theoretiker schlagen Folgendes vor: Dass nichts zufällig geschieht. Es gibt nirgendwo Zufälle. Keine Ereignisse oder Situationen geschehen von selbst. Alles ist vorgeplant. Alles ist miteinander verbunden.
- ❖ Sie teilen die Welt in Gruppen von guten und schlechten Spielern ein.

Die Autoren der Theorien entwerfen sie oft so, dass sie den Eindruck erwecken, die Ereignisse seien wahr, akzeptabel und die logische Erklärung der Ereignisse. Sie bieten in schwer verständlichen Situationen einen Grund zum Glauben. Die Theorien zielen darauf ab, den Menschen in einer Krisenzeit ein falsches Gefühl von Klarheit und Kontrolle zu vermitteln.

Der Prozess der Formulierung.

Verschwörungstheorien beginnen mit einem aktuellen und überraschenden Ereignis und einer schrecklichen Situation.

- ❖ Das Stadium des Verdachts.
- ❖ Der Nutznießer der Krise. Wer profitiert von der Situation?
- ❖ Die Identität der Verschwörer.
- ❖ Die Vorlage gefälschter Beweise, die der Theorie entsprechen.
- ❖ Gegen jede Person, die versucht, die Theorie als Teil der Verschwörung zu widerlegen.

Einige der Verschwörungstheorien

Unzählige Verschwörungstheorien machen die Runde, wie Experten aus allen Bereichen der sozialen Schichtung berichten. Das Vorherrschen von Verschwörungstheorien und -vermutungen, die in fast jeder Gesellschaft die Dächer erreicht haben, bereitet den Behörden in vielen Ländern große Sorgen.

- ❖ Es handelt sich um eine biologische Waffe.

Zweites Kapitel

Der Theoretiker schwimmt in der Vorstellung, dass die chinesischen Wissenschaftler sie absichtlich als biologische Kriegswaffe in einem verdeckten Programm geschaffen haben.

- ❖ Das Virus entkam aus einem chinesischen Forschungslabor.

Dies passt zu den ursprünglichen Erzählungen, da das Epizentrum der Epidemie die chinesische Stadt Wuhan ist. In derselben Stadt gibt es ein virologisches Institut, an dem das Fledermaus-Coronavirus derzeit erforscht wird. Die genetische Sequenzierung des neuen SARS-CoV-2-Coronavirus passte jedoch zu keinem der Viren im Labor.

- ❖ Die Leugnung und Nichtexistenz des KOVID-19.

Der Verschwörungstheoretiker sagt, dass KOVID-19 nicht existiert. Sie behaupten, es sei ein Komplott der globalistischen Elite, um die bürgerlichen Freiheiten zu beschneiden. Das Coronavirus sei eine Grippe, die einfach verschwinden werde.

- ❖ Das Virus stammt von gentechnisch veränderten Nutzpflanzen.

Die gentechnisch veränderten Nutzpflanzen sind seit langem auf dem Radar. Sie waren ein Ziel von Verschwörungstheoretikern. Sie gaben den GVOs in der Frühphase der KOVID-19-Pandemie die Schuld. Sie behaupteten, die genetische Verschmutzung habe es den Corona Viren ermöglicht, sich zu vermehren, was zu einem ökologischen Ungleichgewicht führte.

- ❖ Die 5G ist verantwortlich

Die 5G-Verschwörungstheorie ist eine Mischung, die im Gegensatz zu allem steht, wofür die vitalen Wissenschaften des Lebens in der Schöpfung stehen. Es ist biologisch unmöglich, Viren aus einem elektromagnetischen Impuls zu erzeugen. Zudem ist es unmöglich, das Coronavirus über das elektromagnetische Spektrum zu verbreiten.

Zweites Kapitel

Die 5G-Netzwerktechnologie arbeitet mit elektromagnetischen Wellen und Photonen. Während das Coronavirus ein zoologisches Partikel ist, das sich aus Proteinen und Nukleinsäuren zusammensetzt. Diese Dinge unterscheiden sich von den anderen und können weder miteinander verbunden noch in irgendeiner Weise korreliert werden.

Es ist unwahrscheinlich, dass sich Viren in Mobilfunknetzen verbreiten können. Wenn das Virus eine Breitbandwelle benötigt, warum breitet sich dann das KOVID-19 in vielen Ländern, die keine 5G-Netze haben, rasch aus?

- ❖ Dies ist das Werk von Bill Gates.

An vielen Verschwörungstheorien ist Bill Gates beteiligt. Seit dem Ted-Vortrag 2015, den er gehalten hat, ist er das Ziel der Desinformation. Wo er Gates vor einer neuen und zukünftigen Pandemie warnte

- ❖ Das US-Militär importierte KOVID-19 nach China.

Die Reaktion der chinesischen Regierung auf die amerikanische Anschuldigung ist selbst eine Verschwörungstheorie. Sie versucht, den Vereinigten Staaten die Schuld zuzuschieben. Der Vertreter des chinesischen Außenministeriums brachte zunächst die Theorie vor, dass das US-Militär den Virus nach Wuhan gebracht habe.

- ❖ Der tiefe Staat nutzt die Pandemie, um Angst zu schüren.

Der "tiefer Zustand" ist die abtrünnige Bürokratie, die ihre verborgenen Absichten haben und die Pandemie nutzen, um die Öffentlichkeit zu manipulieren. Einige glauben, dass der tiefe Staat der amerikanischen politischen Elite plant, den Präsidenten durch die Pandemie zu untergraben.

- ❖ Es ist eine Verschwörung der großen Pharmakonzerne.

Zweites Kapitel

Dass es ein Komplott großer Pharmakonzerne ist, um uns krank zu machen, damit wir ihre Medikamente zu Schleuderpreisen verkaufen. Auch die Theorien gegen die Impfung

- ❖ Die Theorie, dass die KOVID-19 Todesraten überhöht sind.

Der Theoretiker sagt, dass die Todesraten von KOVID-19 aufgebläht sind. Dass die Behörden die Totenscheine manipulieren, um Angst zu säen und die Freiheit zu entziehen.

Schwindel und Verschwörungstheorien sind jedoch nichts Neues, da die Menschen in der Antike einen gerechten Anteil an diesen Praktiken hatten. Es ist die gleiche seltsame Angewohnheit, die Tatsache eines Virusausbruchs, der die Gesundheit der örtlichen Gesellschaft bedroht, zu leugnen. Die Verschwörer betrachten die Virusplage immer als etwas Unwirkliches.

Vielleicht drängen sie die Vorstellung auf, es handele sich um jemanden, der ungebeten von irgendwo weit außerhalb der betroffenen Nation kommt. Die Geschichten drehen sich immer um die Möglichkeit, dass die Seuche von einer unbekannten Quelle kommt, bevor sie an dem neuen Ort anlegt.

Das vorherrschende Gerücht ist immer, dass jemand die Seuche in einem geheimen Umzug eingeschleppt hat, um Verwüstungen anzurichten. Manche würden auch sagen, dass sie von irgendwoher gekommen sein muss, vielleicht von einer unfreundlichen Nation, die auf unsere Zerstörung aus ist. Die Schlussfolgerung hat immer mit dem Feind geendet, der sie gebracht hat, um uns zu vernichten.

Die Alten glaubten, ohne Beweise, an den fremden Ursprung irgendeiner Seuche. Sie glauben, dass die Seuchen von außerhalb des Ortes des Geschehens kommen müssten. Daher glaubten viele an Geschichten, die sich um eine finstere Gestalt mit der böswilligen Absicht der Zerstörung drehten. Sie glaubten, dass die heimlich Person immer unterwegs ist, um andere Menschen anzustecken.

Dann würde die Geschichte eine neue Wendung nehmen und die vermeintliche Identität der Quelle und der Überträger einbeziehen. In kürzester Zeit würden weitere Verschwörungstheorien, die giftig sind, zirkulieren und unter den Menschen die Runde machen. Sie sehen genauso aus wie die Gerüchteküche der rechten Propagandisten, die Falschheit und Fehlinformationen über ihren Gegner verbreiten.

Einige Volksmärchen aus alten Zeiten hatten populäre Geschichten, in denen eine böse und dämonisch inspirierte Person der Ursprung einer Seuche war, die die Gesellschaft heimsuchte. Außerdem erzählten sie Geschichten, in denen böse Engel beschuldigt wurden, heimlich im Dunkeln umherzugehen, während sie Türklinken reiben und Brunnen mit Dosen der Pest füllen. Sie dachten sich auch Geschichten über Eindringlinge aus anderen Ländern aus, die mit Fläschchen mit Seuchen herumliefen und die Krankheit verbreiteten.

Das Ergebnis solcher bösartigen Tumore und Verschwörungen führt oft zum Tod vieler unschuldiger Opfer. Die Gerüchte führten manchmal dazu, dass der vermeintliche Täter gnadenlos ausgestoßen wurde. Manchmal, insbesondere wenn die Armen und Schutzlosen fälschlicherweise beschuldigt wurden, kann es zum Erhängen, Lynchen und zur Stigmatisierung mit dem Verlust des Eigentums des Angeklagten aufgrund von Hörensagen und falschen Anschuldigungen führen.

In alten Zeiten befand sich der medizinische Bereich in den dunklen Zeiten der Wissenschaften noch in den Kinderschuhen. Die Behörden hatten nicht genügend Wissen, um mit dem Ausbruch umzugehen. Außerdem verfügte der Bereich der Gesundheitswissenschaften nur über wenige Daten, um ihre Entscheidungen und Urteile zu leiten. Sie wussten nicht, was sie wann zu tun hatten, was dazu führte, dass sehr wenig getan wurde, um die Ausbreitung von Krankheiten einzudämmen.

Während der Herrschaft des römischen Kaisers Marcus Aurelius wurden jedoch viele bekennende Christen angeklagt und Opfer von falschen Anschuldigungen. Die Römer machten sie für den Ausbruch der Antonino-Pockenplage verantwortlich. Der Grund dafür war, dass sie sich nicht an den heidnischen Ritualen zur Besänftigung der römischen Götter beteiligten. In gleicher Weise beschuldigten sie die in Asien lebenden Juden, die Plagen verursacht zu haben, die sowohl im Osmanischen Reich als auch im christlichen Europa auftraten. Sie beschuldigten sie, die Trinkwasserbrunnen vergiftet zu haben.

Tatsache ist, dass das Volk der Finsternis und des Mittelalters mehr auf unbewiesene Spekulationen, Gerüchte und falsche Anschuldigungen angewiesen war. Sie benutzten Verschwörungstheorien über die erste Ursache des Ausbruchs einer Seuche. Sie stützen ihre Argumentation oft auf den weichen Fleck ethnischer, nationalistischer, religiöser und politischer Unterschiede und Identität. Auf diese Weise gelangten sie schließlich in eine Sackgasse, die die ohnehin schon gefährliche Situation noch verschlimmerte. Sie waren gegen die Auswirkungen von Kurzsichtigkeit nicht immun. Während eines Ausbruchs kamen sie ohne ordnungsgemäße Untersuchung zu einer Schlussfolgerung, die zu einer Zunahme von Angst und Misstrauen in der Bevölkerung führte.

Pandemie und die Verlagerung der organisierten Religion.

Die Pandemiekrise hat die Welt an den Rand einer neuen Realität gebracht, in der die soziale, kulturelle und spirituelle Grundlage unserer Gesellschaft neu definiert wird. Auf der ganzen Welt gibt es ein erneuertes Interesse an allen Dingen, vor allem an der Erkenntnis der Wahrheit der Religion, wie sie das Leben auf der Erde beeinflusst.

Zweites Kapitel

Es gibt so viele Religionen auf der Erde, wie es Sand an den Küsten gibt. Deshalb ist es wichtig, organisierte Religion zu definieren, und zwar nicht nur als ein Wort, das die verschiedenen Apparate beschreibt, die unter diesem Etikett existieren, das sich von der wahren Religion unterscheidet, die aus der Quelle des Lebens stammt.

Die Welt benutzt das Wort, um eine Versammlung von Menschen auf der Grundlage von Traditionen, Glaubensbekenntnissen und Meinungen von Menschen unter dem Namen des Glaubens zu bezeichnen. Aber der wahre jüdisch-christliche Glaube ist mehr als eine Religion, er ist der wahre Glaube Gottes.

Die Bibel erwähnte das Wort Religion einmal in einem einzigen Buch der Bibel, als sie die wahre Religion beschrieb, die sich um die Schwachen, die Witwen und die Armen kümmert. Die wahre, von Gott ordinierte Religion ist theokratisch. Sie ist der gelenkten Verfassung des Himmels verpflichtet, die das Rückgrat ihrer Praktiken ist.

Daher hat die biblische Bedeutung dessen, was wahre Religion mit sich bringt, eine andere Konnotation als das, worauf sich die Welt in derselben Sprache bezieht. Insofern ist die wahre Religion der äußere Ausdruck des inneren Glaubens, dessen Ursprung vom Thron des lebendigen Gottes und des Lammes Gottes, Jesus Christus, ausgeht.

Daher drückt die unterschiedliche Religion auf der Erde den Versuch des Menschen aus, die zwischen Gott und Mensch bestehende Kluft zu überwinden. Sie ist das Werkzeug des Menschen ohne die Inspiration Gottes. Daher ist Religion die Art und Weise des Menschen, sich Gott auf die Art und Weise des Menschen zu nähern, indem er die verschiedenen Methoden, Rituale, Formen und Modalitäten anwendet, die den Stolz des Lebens fördern. Sie ist auch das reinste Erfindungsreichtum des Menschen, der versucht, seine guten Werke als Grundlage für Frieden oder Versöhnung mit Gott zu nutzen.

Zweites Kapitel

Religion ist jedoch eine Schöpfung des Menschen, die auf der falschen Anbetung aufgebaut ist, die seit Jahrhunderten existiert. Sie begann mit dem Tag, an dem der Mann, Adam, dem Befehl Gottes, des Herrn, nicht gehorchte. Sie resultiert aus dem Sündenfall des Menschen.

Die Kunst der subtil polarisierten Religion begann sich jedoch in der Zeit von Kain und Abel in Form des Weges Gottes oder des Weges des Menschen zu entwickeln. Der Fall der Menschen im Garten Eden ist der Beginn dessen, was sich zur Religion von Millionen von Göttern entwickelt hat, die weltweit verehrt werden.

Im Endeffekt begann die Religion, nachdem der Mann Adam seine gottgegebene spirituelle Macht und Autorität verloren hatte. Deshalb streben die religiösen Autoritäten von heute nach säkularer Relevanz, Macht und Freiheiten statt nach der spirituellen Macht Gottes in allen Angelegenheiten.

Religion drückt Ersatztheologie aus, indem sie falsche Anbetung an die Stelle der wahren Anbetung setzt, die vom lebendigen Gott errichtet wurde. Es sind die Folgen des Versuchs des gefallenen Menschen, mit Gott zu seinen Bedingungen im Recht zu sein. Der gefallene Mensch schafft eine alternative Spiritualität, nachdem er alle Belastungen der wahren Spiritualität verloren hat.

Religion drückt aus, wie Frömmigkeit der menschliche Versuch ist, seine Güte zu fördern und gleichzeitig die Sündhaftigkeit und die Verfehlungen der Menschheit abzulehnen. Sie ist auch das Miniprojekt der Menschheit, das den Weg zur Höhe Gottes zeigt. Es ist auch der Mensch, der sich selbst als Gott an die Stelle Gottes setzt. Dazu gehört auch, dass der Mensch auf seinem Weg außerhalb der Gesetze Gottes Kontakt mit Gott sucht.

Es ist ein Bild dessen, was sich in der Zivilisation unmittelbar nach der durch die Sünde verursachten Degeneration ereignet hatte. Das Heidentum und jede andere falsche Religion spiegeln also die gleiche Fülle der reuelosen Menschheit wider, die eine Art und Weise erfand, die sie für die beste Beziehung zu Gott hielt. Religiöse Frömmigkeit ist das Ergebnis des Ausdrucks der Künste des Aberglaubens sowie kultureller und sozialer Überzeugungen.

Von alters her hat die Menschheit seit jeher das Bedürfnis verspürt, eine höhere Autorität anzubeten und sich von ihr helfen zu lassen. Er glaubte, er könne diesen von Gott geformten Raum in seinem Herzen der Religion ausfüllen. Aus dieser Blindheit heraus hat die Menschheit vergeblich versucht, Wege zur Deutung des Daseinsgrundes zu finden, ohne Erfolg.

In diesem Jahrhundert sind die vollen Folgen des Verlustes der Kunst der wahren Religion durch die Vielzahl natürlicher und wissenschaftlicher Ausdrucksformen so deutlich geworden. Es gibt keinen Ersatz, denn dies zeigt sich im mangelnden Verständnis der Mysterien, mit denen wir heute konfrontiert sind.

Bis zum heutigen Tag ist die Menschheit immer noch auf der Suche nach der Weite des Geheimnisses des Universums, einschließlich der Einzigartigkeit des menschlichen Lebens.

Die treibende Kraft hinter der gegenwärtigen Welt dreht sich um ein Drei Bein, das auf dem Sockel der wirtschaftlichen, religiösen und politischen Klasse in jeder Gesellschaft steht. In strategischer Hinsicht haben sie eine bestimmende Rolle bei der Gestaltung der Autoritätsposition, die jede Nation in der Politik der Nationen einnimmt.

Denn die herrschenden religiösen und politischen Mächte haben einseitig ein System der Weltherrschaft und Kontrolle aufgebaut. Mit dem Plan, die Weltbevölkerung unter dem Arrangement zu kontrollieren, das unter dem falschen Namen einer nicht existierenden Demokratie regierte. Die ganze Welt ist abhängig von den elitären verzerrten Erzählungen über den Zustand der jeweiligen Nationen in völliger Missachtung der Wahrheit.

Zweites Kapitel

Doch all das ändert sich heute mit dem Beginn der gegenwärtigen Krise und den damit einhergehenden Unruhen. Die Auswirkungen der Krise sind in die Effizienz des geschlossenen Systems eingedrungen und haben die Mängel der organisierten Religion offengelegt. Sie haben mehr oder weniger gezeigt, wie wenig die Welt darauf vorbereitet ist, einer Pandemie zu begegnen. Mehr noch, die Krise hat die Kargheit der politischen, religiösen und wirtschaftlichen Organe der Welt bei der Polarisierung der Welt offenbart.

Außerdem hatte die weltweite Gemeinschaft der institutionalisierten und systemischen Religion in vielen und bedeutenden Einflussbereichen weltweit Verluste erlitten. Ausdrücklich hat der Würgegriff der institutionalisierten Religion über die Massen einen Rückschlag erlitten.

Der vorübergehende Verlust des psychologischen und religiösen Würgegriffs über die Massen, den die religiösen Kabalen halten, ist ein zu hoher Preis, um ihn zu tragen. Die Krise hat auf tragische Weise das Versagen der etablierten Religion offenbart. Sie hat gezeigt, dass die Religion die Menschheit nicht vor einer ernsten Naturkatastrophe schützen oder retten kann. Die Welt der Religion leidet unter den Auswirkungen des Coronavirus in einer unerwarteten Dimension.

Der Streit über die Relevanz und Bedeutung der institutionellen Religion für die wachsende Bevölkerung und Gesellschaft ist durch die nicht eingedämmte Pandemie geschwächt worden. Auch das Verhältnis zwischen Religionsfreiheit und Macht, wie sie sich auf die Nationen und Massen auswirken.

Die Krise hat in einzigartiger Weise ein Klima unverhältnismäßig großer Unsicherheit in der herrschenden Klasse und den Massen eingeläutet. Sie hat unerwünschte Veränderungen mit sich gebracht, die vom Verlust des Einflusses auf die Massen bis zum Zusammenbruch der wirtschaftlichen Macht reichen, einschließlich riesiger sozialer

Zweites Kapitel

und geistiger Verluste. Die religiösen Autoritäten der Weltreligionen hätten sich nie vorstellen können, dass die Krise bis zu der gegenwärtigen Form der Abriegelung und sozialen Distanzierung ausufern könnte.

Der Lauf der Geschichte hat zwar bewiesen, dass die organisierte Religion nach einer Krise epischen Ausmaßes immer wieder auflebt, aber der Fall des Coronavirus kann sich anders darstellen, wenn es hart auf hart kommt. Wie nichts in der Vergangenheit mit dem zu vergleichen ist, was wir jetzt erleben, könnte dies der Beginn der Erpressung der Königreiche dieser Welt sein.

Da Veränderungen so lange ein seltsames Wort und Konzept waren, wie die religiösen Institutionen dieser Welt, ernähren sich die Großzügigen aus dem Königreich dieser Welt von Fett. Mit den religiösen Führern, die immer bereit waren, eine Vernunftehe mit der Welt einzugehen.

So war die Kirche von Pergamon im Buch der Offenbarung. Sie speiste mit den Königen dieser Welt, teilte die Beute mit den politischen und finanziellen Führern dieser Welt. Aus diesem Grund nennt die Bibel sie "Babylon die Große".

Bis heute hat die religiöse Klasse die Massen im Stich gelassen. Sie hat sich als unfruchtbar erwiesen, um zu helfen, und als machtlos bei der Rettung der Menschheit. Denn Religion ist ein verwirrender Apparat ohne die Kraft und Fähigkeit, die Probleme der Welt zu lösen.

Außerdem hat die institutionelle Religion die Menschen weltweit ohne Hoffnung und Zukunft in der Krise zurückgelassen. Daher tragen religiöse Institutionen die Schuld daran, dass die Welt zu einem Ort geworden ist, an dem die Menschen mehr an die Macht der Wissenschaft, der Ärzte, der Krankenschwestern und der Institution Mensch glauben als an die Macht des lebendigen Gottes.

Zweites Kapitel

Daher haben viele religiöse Organisationen großartige Bauwerke errichtet, die nur ein billiger Ersatz für den wahren Glauben Abrahams sind. Daher streben die meisten religiösen Institutionen nach weltlicher Wertschätzung und Relevanz. Sie leben von der Zustimmung der menschlichen Autoritäten. Außerdem ruhen sie sich auf der Weisheit dieses Mannes und der Welt aus. Deshalb ist Religion eine raffinierte Schöpfung des Menschen, ja sogar eine geniale Erfindung.

Jetzt, da die Pandemie in allen Gesellschaften wütet, sieht es nicht besser aus für die ostentativen Königreiche der Religion, die die Selbsterhaltung auf Kosten der wahren Spiritualität fördern.

Die Coronavirus-Pandemie hat die organisierte Institution der Religion in einen Zustand der Bedeutungslosigkeit gebracht. Die Krise hat das religiöse Königreich dieser Welt bis in die Grundfesten ihrer Existenz erschüttert. Die Krise hat ein neues spirituelles Erwachen unter den nach Leben suchenden Menschen gebracht. Die Plagen haben einen Zustand des spirituellen Bewusstseins unter den Menschen herbeigeführt, der auf die ursprüngliche Absicht Gottes hin zunimmt. Mehr oder weniger hat die Krise ein Erwachen bewirkt und einen großen Hunger nach mehr als die Religion bieten kann.

Heute sucht die Menschheit nach dem, was jenseits dessen liegt, was diese physische Welt bieten kann. Das ist etwas, das für die Menschheit nie für sehr neu gehalten wurde. Es ist die Einführung einer neuen Normalität, die die alten Wege der Unwissenheit und Täuschung ersetzen soll. Die Krise hat gezeigt, dass der Mensch in jeder Hinsicht sehr religiös ist.

Die Nationen könnten die Krise betrachten, während sie über die Mängel der institutionalisierten Religion nachdenken und diese aufdecken. Schließlich die Pandemie-Krise und haben die Menschen aus dem Käfig der Religion herausgeführt. Denn der kreative Ersatz namens Religion hat es weitgehend versäumt, das spirituelle Leben ihrer Anhänger zu erhöhen. Die

Zweites Kapitel

Anhänger der Religion können in großer Verzweiflung keinen Sinn finden. Die Religion hat die Menschheit im Stich gelassen, weil sie die Grenze ihrer Grenzen überschritten hat.

Nun ist die Nacktheit der Religion in der Rettung der Menschheit für ihre Unzulänglichkeiten offensichtlich. Sie hat ihr Versagen offenbart, die Bedürfnisse der persönlichen Spiritualität zu befriedigen, als die Welt ihre Führung brauchte. Alles, weil die organisierte Religion von einem ehrlichen Streben nach Gott zu einem systematischen Regelwerk übergegangen ist.

Die Weltreligion hat oft die fabrizierten leblosen Anweisungen und Dogmen des Menschen betont. Die meisten davon können keinen der Zwecke Gottes erfüllen. Sie können keine Hoffnung und keinen Trost bieten.

Heute befinden sich in vielen Ländern die Hauptarchitekten und Erfinder verschiedener religiöser Praktiken und Unterwerfungen auf dem Rückzug und sind hoffnungslos verwirrt über den Niedergang der Ereignisse. Sie wirken niedergeschlagen, weil sie wissen, dass es keine Hoffnung auf Besserung gibt. Die Religion ist wie der große Berg geworden, der mit einem gewaltigen Sturz auf die Erde herabstürzt.

Unterm Strich hat die Religion den Menschen im Stich gelassen und viele ihrer Anhänger zurückgelassen, die mit ihren Praktiken und ihrem Einfluss auf das Leben unzufrieden sind. Der entscheidende Schlag kam, als die Weltbehörden sogar so weit gingen, die Religion als unwesentlich zu erklären, genau wie das Café und die Hotels.

Die Korona-Krise hat jedoch die vielen positiven und negativen Aspekte in unserer Kultur und Gesellschaft offenbart. Vielleicht können jetzt alle sehen, wie die Dinge in der Gesellschaft stehen. Die Pandemie-Krise ist ein großer Gleichmacher, der alle an den gleichen Ort der Verwundbarkeit bringt. Die Krise hat die hohen Berge von Wirtschaft, Kunst und Kultur erniedrigt. Einschließlich der Finanzen, des Weltsports

Zweites Kapitel

und der Leichtathletik, der High Society und der Mode, und was haben Sie. Sie ist ein Wendepunkt, der zweifellos die großen und sehr kreativen Institutionen dieser Welt auf den ihnen gebührenden Platz und das richtige Niveau in der Skala der Relevanz zurückbringt.

Vor langer Zeit sagte ein hochkarätiger Mathematiker und Philosoph des 16. Jahrhunderts namens Blaise Pascal in einem Zitat: "Es gibt ein gottgeformtes Vakuum im Herzen jedes Menschen, das nicht durch irgendein geschaffenes Ding, sondern nur durch Gott, den Schöpfer, gefüllt werden kann. Heute haben sich diese Worte bewährt, da sich die Religion als ungeeignet erwiesen hat, das gottgeformte Vakuum in unseren Herzen zu füllen.

Das in unseren Herzen bestehende Vakuum hat eine Form, die über das Maß hinausgeht, das die Geschöpfes Welt außerhalb der geistigen Sphäre des Schöpfers benutzt. Es reagiert nicht auf alles, was anders ist, auch nicht auf vom Menschen geschaffene Dinge, einschließlich der vom Menschen erdachten Religion, wie z.B. fabrizierte Glaubenssysteme.

Das Füllen des Vakuums hängt von einer soliden und lebendigen Beziehung zu Gott, dem Schöpfer aller Dinge, ab. Daher ist die Lösung für die Pandemie und das Problem des Menschen eine Beziehung, keine Religion.

Die Pandemie-Krise hat die Zerbrechlichkeit der Menschen in einem Schrei nach einer wahren Beziehung offenbart, die sich von den Bedürfnissen unterscheidet, die durch Einsamkeit, Isolation im Krankenhaus und in Isolationszentren entstehen. Aus jedem von Trauer zerrissenen Herzen erhebt sich ein stiller Schrei, selbst von denen, die geliebte Menschen verloren haben. Viele schreien aus der Tiefe der Seele nach Trost.

Die Hoffnung liegt in Christus Jesus, der sich selbst angeboten hat, um die Welt zu retten. Er sagte, mein Reich sei nicht von dieser Welt. Er sagte auch, dass der Fürst dieser Welt nichts mit mir oder in mir hat. In der Tat ist Christus Jesus nicht gekommen, um eine Religion, sondern eine Beziehung aufzubauen.

Daher liegt die Lösung für die durch die religiöse Einmischung verursachte Notlage nur in Gott, indem man Jesus Christus in einer lebendigen Beziehung kennt. Dies verhindert, dass man sich den Regeln und Vorschriften der organisierten Religion unterwirft. Wahre Religion entsteht durch eine verwandelnde Begegnung mit dem lebendigen Gott, der die Welt erschaffen hat.

Es ist der ausdrückliche Wille Gottes, eine innige und persönliche Beziehung zu allen seinen Geschöpfen zu haben. Dies wurde wahr, als Gott sich im Fleisch manifestierte und als eine Person in menschlicher Gestalt namens Jesus auf die Erde herabkam. Jesus Christus war Gott in Menschengestalt, geboren von der Jungfrau Maria.

Dreiunddreißig Jahre lang lebte Er als Mensch, obwohl Er ganz Mensch und Gott war. Er entledigt sich vieler Privilegien, indem er sich weigert, sein Recht als leiblicher Gott in Anspruch zu nehmen. Er erfährt sogar alle Formen menschlicher Gebrechlichkeit und litt darunter, für die Sünde der Welt den fälligen Lohn zu übernehmen. Er bezahlte sie vollständig mit seinem vollkommenen und heiligen Leben.

Christus hat den Preis dafür bezahlt, die Menschheit wieder zu Gott zurückzuführen. Die Menschheit kann eine Beziehung zu Gott haben. Das ist der Wille Gottes für die ganze Menschheit. Dass durch den Tod und die Auferstehung des Herrn Jesus alle Menschen das Heil der Seele frei empfangen können. Das ist es, was die Religion ihren Anhängern nicht bieten kann, da sie leblos und betrügerisch ist.

Denn Jesus Christus ist nicht gestorben, um einen Menschen religiös zu machen, sondern lebendig für Gott. Er kam, um dem Menschen Gott bekannt zu machen, weil er Gott ist. Er kam mit der Kraft, den Menschen das zu geben, was sie

Zweites Kapitel

am Anfang der Schöpfung verloren haben. Heute können Sie Ihn in der Fülle der Erkenntnis Gottes, der Essenz des ewigen Lebens, erkennen.

Drittes Kapitel

Die neuen Trends in der kirchlichen Kultur

Die gegenwärtige Pandemiekrise definiert das gängige religiöse, psychologische und spirituelle Konzept von der Kürze des menschlichen Lebens im Gegensatz zur Ewigkeit Gottes neu. Mehr noch, sie bietet eine kontroverse Plattform, um die Frage zu stellen, wie das künftige Überleben oder Wiederaufleben der Kirche aussehen könnte. In einer Zeit, in der so viele von der Kirche abdriften oder wegstürmen.

Heute gibt es viele verschiedene Ansichten und Überzeugungen über die Aushöhlung religiöser und sozialer Freiheiten und die Macht, die weltweit Wellen schlägt. Auch der Ursprung und der Zweck der gegenwärtigen Pandemie-Krise, ausdrücklich so, wie sie die Kirche betrifft, ist ein weiteres großes Thema.

Die besten Argumente gegen die Pandemie stimmen oft mit der Beschreibung und den Hypothesen überein, die von den Gerüchteküchen über Verschwörungen und Vermutungen erfunden wurden. In den meisten Fällen sind die Überzeugungen im Kontext irrational. Sie widersprechen der Stabilität und der guten Natur des Anstands, die der ethische Standard der Gesellschaft erfordert. Folglich hat die rationale

Drittes Kapitel

Objektivität in jeder Gesellschaft stark abgenommen, so die statistische Analyse der Umfrageleiter.

Sie haben die Wahrheit unter den Teppich gekehrt, durch die vorsätzliche und giftige Hypothese, die absichtlich von denen vertreten wird, die die Massen täuschen wollen. Außerdem ist die Meinung des zwiespältigen und unverantwortlichen Journalisten wegen der Sensationsmacherei beunruhigender. Die einfachste und direkteste Antwort ist, dass sie eine Vorschau auf die Zukunft sein könnte, ein Bühnenbild für die Endzeit, das über sich selbst hinaus auf zukünftige Ereignisse hinweist.

Die Möglichkeit eines weiteren Ausbruchs der Pandemie ist so real, wenn man die vergangene Inzidenz eines Virenausbruchs betrachtet, der den Fortschritt der medizinischen Wissenschaft geprägt hat. In der Vergangenheit gab es in verschiedenen Gesellschaften Ausbrüche mit vielen Todesfällen. In diesen letzten Tagen spielt das biblische Gesetz der Wiederholung und Mehrfacherfüllung eine wichtige Rolle für das Verständnis des Zeitgeschehens.

Streng genommen hat das, was heute geschieht, in keiner Weise etwas mit der direkten Erfüllung der biblischen Zeichen der Zeit zu tun. Aber eine Vorahnung dessen, was auf der Erde geschehen kann, wenn das Zeitalter sich dem Ende zuneigt. Es könnte eine Vorahnung dessen sein, was nach der Entrückung des Gottesvolkes zu erwarten ist.

Oder es könnte ein Vorläufer für die Entsiegelung der Schalen des Gottesgerichts sein, die vor dem Kommen des Herrn Jesus in den Wolken beginnt. Das sollte nicht die wichtigste Überlegung der Heiligen in dieser Zeit der Not und der globalen Unsicherheiten sein.

Die Krise ist ein idealer Zeitpunkt, um sich auf die Dinge zu konzentrieren, die der Kirche wichtig sind, statt auf die Rückschläge, die sie bisher erlitten hat. Außerdem stellt sich die Frage, welche neuen Trends in der Kirche zu erwarten sind, wenn

Drittes Kapitel

die Krise weiter zurückgeht. Welche Richtung sollte die Kirche hinsichtlich der zu erwartenden Veränderungen einschlagen?

Die Führer der Kirche sind sich der Gefahren, die das Coronavirus für die Gesundheit der Kirche und der Gesellschaft darstellt, wohl bewusst und kennen sie. Sie wissen auch, dass es eine echte Bedrohung und ein echtes Problem ist, das nach einer wirksamen Lösung verlangt. Solange die Folgen der Pandemie andauern, werden sich bestimmende Ereignisse herauskristallisieren, die nach dem Ende der Krise nachhaltige Auswirkungen haben.

Die Kirche konnte sich während und nach der Krise in keiner Gemeinde vollständig versammeln. Für viele war dies eine schmerzliche und herzzerreißende Erfahrung, während wir in dieser neuen Normalität weitermachen. Dies ist eine jüngste Entwicklung, die in gewisser Weise lehrreich und fruchtbar für die Wiederauferstehung der Kirche ist.

Die kommenden Tage könnten noch die wichtigsten Ereignisse aller Zeiten offenbaren. Doch die Geschichte um den plötzlichen Ausbruch der Coronavirus-Pandemie in einem bisher nicht gekannten globalen Ausmaß entwickelt sich weiter. Jetzt steckt die Welt noch in den Kinderschuhen und sieht sich täglich mit der rapiden Rate positiver Infektionen und einem raschen Anstieg der Todesfälle von Ost nach West über alle nationalen Grenzen hinweg konfrontiert.

Die Verschiebung der Teilnehmerzahl

Die durch die Pandemiekrise hervorgerufene Instabilität hat die Kirche in Mitleidenschaft gezogen, so die neu veröffentlichten Statistiken, die von verschiedenen Wahlbehörden durchgeführt wurden. Sie zeigen, dass die größten Herausforderungen, denen die Kirche in den Gottesdiensten nach dem Coronavirus gegenüberstehen würde, von den Trends bei der Anwesenheit und der Zusammensetzung der Mitglieder sowie von neuen Mustern abhängen würden. Die Besucherzahlen sind in fast allen Kirchen weltweit drastisch zurückgegangen. Heute erleben viele der Kirchen in den nordamerikanischen Gebieten ein minimales kirchliches Wachstum.

Der Rückgang der Besucherzahlen hat jedoch nicht erst mit der Pandemiekrise begonnen, da die Kirche schon seit langem sporadische Besuchsmuster unter ihren Mitgliedern verzeichnet. Obwohl die Kirchenpräsenz in den westlichen Ländern nie weniger ermutigend war, bleibt die Zukunftsprognose positiv. Dabei wird die Zunahme, die durch ihre virtuellen Gottesdienste verzeichnet wurde, nicht berücksichtigt, die aufgrund der durch die Pandemiekrise verursachten Abschaltung zur neuen Normalität geworden ist.

Die Pandemiekrise hat die Lage in der Kirche noch verschlimmert, da die Gebäude nacheinander geschlossen wurden. Daher würde es zu einem Anstieg der Abwesenheitsrate kommen, da die Besucherzahlen auf den niedrigsten Stand absinken. Die statistischen Schätzungen vor der Krise zeigten, dass die durchschnittliche Familie im Jahr 2019 etwa einmal pro Woche die Kirche besuchte.

Mit Weitsicht können die Aufsichtsführenden Behörden und die Führer der Kirche Veränderungen einleiten und die neue Normalität beschleunigen. Die Pfarrer und Bischöfe unserer gegenwärtigen Kirchen können sogar die abwesenden Anhänger umkehren, indem sie auf die dringende Notwendigkeit der individuellen Sehnsucht nach Gemeinschaft und dem Verlangen nach Gott eingehen.

In der Vergangenheit hatten viele evangelikale Kirchen die Nichtteilnahme von Mitgliedern an offiziellen Gottesdiensten verpönt. Sie betrachteten solche Praktiken als inakzeptabel, da es sich dabei um die unheilvollste aller Sünden handelte. Weil sie sie als einen Akt ansehen, der gewöhnlich alle anderen Sünden verschleiert. Genauso wie man von jemandem, der

Drittes Kapitel

sündigt, erwarten würde, dass er nicht mehr an der örtlichen Versammlung teilnimmt.

Die Pandemiekrise hat das Stigma und die Wahrnehmung vieler Gläubiger in Fragen der Teilnahme verändert. Jetzt ist die Nichtteilnahme von Mitgliedern am Gottesdienst aufgrund der Krise entschuldbar. Dasselbe gilt in jedem Segment der Gesellschaft.

In der Zeit nach der Pandemie könnte es jedoch notwendig sein, nach den Gesetzen der Landversammlung der Kirche zusätzliche Gottesdienste anzubieten und die Sitzplätze zu reduzieren. Vielleicht werden viele neue oder weniger alte Mitglieder der physischen Kirche beitreten, wenn die Krise endet. Viele der Menschen, die auf der Suche nach der Hoffnung sind, den Online-Diensten beizutreten, könnten die frischen Gesichter der physischen Kirche sein.

Die Auswirkungen der sozialen Distanzierung

Heute haben die Regierungsbehörden in verschiedenen Nationen strenge Sozialisationsgesetze erlassen. Dazu gehören Gesetze, die Massenversammlungen oder Zusammenkünfte verbieten. Die Maßnahme besteht darin, die Zusammenkunft von Einzelpersonen bei jeder sozialen Aktivität, bei der sich die Teilnehmer drängen, einzuschränken. Die Behörde nennt es soziale Distanzierung zwischen den Menschen aufgrund der Angst vor Ansteckung.

Die größte Sorge besteht darin, dass die soziale und geistliche Distanzierung von der Kirche und dem Herrn noch eine Zeitlang andauern könnte. Ungeachtet dessen wirken sich die Maßnahmen der sozialen Distanzierung bereits auf die Zusammenkunft der Heiligen des Herrn aus. Sie könnten die Kirche zwingen, in die Schützengräben zu gehen und eine neue Normalität einzuleiten, indem sie die Taktik und die Modalitäten der Zusammenkunft ändern.

Drittes Kapitel

Das demographische Muster der Kirche nach der Krise

Die demographische Struktur einer Kirche an einem Ort umfasst immer Gläubige aller Altersgruppen und Gesellschaftsschichten. Die Mitglieder, aus denen sich eine örtliche Versammlung zusammensetzt, variieren gewöhnlich von jungen Gläubigen über ältere Menschen, schwangere und stillende Mütter bis hin zu Kleinkindern. Natürlich ist die demographische Struktur der Ortsgemeinde ein Punkt, der für das Verständnis der Anwesenheitsmuster und des evangelischen Antriebs von Interesse ist. Außerdem können die Kirchen diejenigen, die körperliche Schwächen haben, und diejenigen mit kompromittierten Gebrechen in allen Altersgruppen reflektierend sein.

Nun steht die komplexe demographische Struktur der Kirche im Kreuzfeuer der Pandemiekrise. Mit einer Wirkung, die weltweit nachwirkt, da die Zusammensetzung unserer durchschnittlichen Kirchenmitglieder aus allen Geschlechtern und Altersgruppen besteht. Die Verwundbarkeitsrate in jeder Gruppe in jeder Situation ist ein Thema, das für die Gemeindegründer von großem Interesse ist. Das sind die Fakten der demografischen Verschiebung der Kirche.

Es wird deutlich, dass die bedeutende Möglichkeit besteht, dass viele der älteren und kompromittierten Gläubigen nicht so bald wie möglich in die Ortsgemeinde zurückkehren werden, auch nicht in den kommenden Monaten oder sogar Jahren. Diese Gruppe von Gläubigen wird nicht in großer Zahl zurückkehren, nicht nur wegen der medizinischen Beratung durch die Regierung, sondern auch wegen der Anfälligkeit, unter dem geringsten Virusbefall zu leiden.

Die meisten Kirchen haben von den Regierungsbehörden Weisungen erhalten, den Mitgliedern zu raten, den Kontakt mit über Sechzigjährigen, die sehr anfällig für die Infektion sind, zu vermeiden. Dies gilt auch für Menschen, die möglicherweise an einer bereits bestehenden Krankheit leiden.

Die Mitglieder der weltweiten Kirche haben Weisungen erhalten, Menschenmassen, Überfüllung und Händeschütteln zu vermeiden. Dazu gehört auch, öffentliche Räume zu besuchen und sich gegenseitig zu umarmen, denn jeder Kontakt könnte ein fruchtbarer Boden für die Übertragung des Virus sein. Mit all diesen Maßnahmen werden die meisten Gläubigen gegenüber dem sozialen Umfeld der Kirche sehr vorsichtig sein. Deshalb werden sie versuchen, sich vor einer unnötigen Kontamination zu schützen. Auf diese Weise werden sie schließlich den Komfort und die Sicherheit haben, die Aktivitäten der Kirche von zu Hause aus zu beobachten.

Die Frage ist, ob wir die Gottesdienste der Kirche ohne ältere Menschen und ohne die aktive Beteiligung der kompromittierten Gläubigen durchführen können. Aus diesem Grund ist es an der Zeit, unsere Bereitschaft zu überprüfen, diejenigen, die es zurück in die Kirche schaffen könnten, unter den ansteckungsgefährdeten Menschen aufzunehmen und zu versorgen. Indem wir Pläne schmieden und nach Möglichkeiten suchen, biblische Alternativen und Unterstützungsdienste anzubieten, um diejenigen zu nähren und aufzubauen, die vielleicht nicht so bald zurückkehren werden.

Das Gesundheitsrisiko und die Größe der Kirche.

Die Pandemiekrise hat die eigentliche Frage aufgeworfen, wie man sich in Sicherheit bringen kann, ohne sich mit dem tödlichen Virus anzustecken, der für die Plagen verantwortlich ist. In Anbetracht dessen können die Kirchen nach kreativen Wegen zur Abwehr des Virus suchen. Oder die Krise kann sie dazu zwingen, in einem kleinen und sicheren Umfeld zu arbeiten, in dem ihr die Gesundheit der Gläubigen am Herzen liegt.

Drittes Kapitel

Tatsächlich werden nach der Krise der Gesundheitszustand und die Bereitstellung einer sicheren Umgebung sowie die Spiritualität der Gläubigen das beherrschende Thema in der neuen Kirche nach der Pandemie sein. Daher müssen die Kirchen alternative Methoden entwickeln, um dem Ausbruch und den damit verbundenen Kontaminationsproblemen zuvorzukommen. Denn die Nationen sind sehr besorgt über die weitere Übertragung des Virus und die Gesundheitsrisiken, die mit der Ansammlung größerer Menschenmengen ausdrücklich in der Kirche verbunden sind.

Bei dieser Dispensation muss die Kirche jedoch findige und vorausschauende Planer sein, wenn es darum geht, Wege zu finden, um die Gefahren und die Auswirkungen der Pandemiekrise auf die Gläubigen und die Welt zu mindern. Indem sie die Entwicklung der Krise beobachtet und verfolgt, da weitere Ausbrüche von Virusinfektionen und eine gefährdete öffentliche Umgebung drohen.

Unter diesen Umständen besteht die beste Vorgehensweise für die Führer jeder Kirche darin, die Weisheit Gottes im Verständnis der Unvorhersehbarkeit der Situation zu suchen. Die Krise wird die Kirche jedoch letztlich dazu zwingen, die Strategie einer kleineren und sichereren Umgebung, kürzerer Sitzungen und gut vorbereiteter Mitarbeiter umzusetzen. Denn es ist sicherer und besser, eine gute Gesundheit in der Gesellschaft zu fördern.

Die Heimatkirchen

Die Maßnahmen, die die Regierungsbehörden aufgrund des KOVID-19 ergriffen haben, haben den Verantwortlichen der Ortskirchen keine andere Wahl gelassen, als sich auf eine neue spirituelle Übung einzulassen. In dem Bemühen, den Zwängen der Versammlung in der Umgebung der physischen Mauer zu trotzen, hat sie die Kirche gezwungen, den vernachlässigten

Drittes Kapitel

Bereich der Kleingruppenversammlung neu zu überdenken. Genau wie die frühen Kirchen, die zu Hause begannen.

Die kleine kirchliche Gruppe hat ihre Zahl verdoppelt, was die Lösung für die Abriegelung darstellt. Die kleine Kirche hat den Raum ausgefüllt, den die physischen Treffen der großen Kirchen hinterlassen haben. Die positive Wirkung der Versammlung der Kirche in einem Hausgebäude übersteigt bei weitem den Nutzen in einer großen kirchlichen Umgebung. Damit wurde das Bedürfnis erfüllt, insbesondere jetzt, wo Unsicherheit herrscht. Vor dieser Zeit gab es jedoch an vielen Orten eine allmähliche Zunahme von Hauskirchen.

Die Hauskirche bleibt, während wir uns dem Ende des Zeitalters nähern. Das sind Kirchen, die auf dem Fundament des Glaubens gebaut sind. Was eine Kirche jedoch ausmacht, ist nicht die individuelle Gegenwart, sondern die Kraft Gottes unter den Gläubigen, die sich entweder zu Hause oder an öffentlichen Orten treffen. Da der Herr, der das Gebäude heiligt, ist das Gebäude machtlos, den Leib der Gläubigen zu heiligen.

Die kleine kirchliche Gruppe ist wegen der relativ förderlichen Atmosphäre, die sie bieten kann, in einer Sperrsituation unerlässlich. Dazu gehört auch der wesentliche Segen, sich in einer kleinen physischen Umgebung zu versammeln. Die Versammlung in kleineren Hauskirchen erfüllt den Befehl, sich zu treffen und einander nicht zu vernachlässigen.

Die kleine Stammgruppe ist das Linderungsmittel, wenn eine unsichtbare und allgegenwärtige Pandemiekrise die Körper und Seelen der Gläubigen trifft, indem sie Angst und Panik verbreitet. Mit der Zeit werden mehr Gläubige die Strategie annehmen, sich in Hauskirchen zu treffen, d.h. in einer kleinen Gruppe von Gläubigen, die gemeinsam die Bibel studieren, beten und Gemeinschaft pflegen. Dies könnte auch die wahre Kirche mit der ganzen Familie darstellen, die sich mit Gottesdienst,

Drittes Kapitel

Lesen und gemeinsamen Gebeten mit den Nachbarn beschäftigt.

Die Notwendigkeit, in einem kleineren kirchlichen Umfeld eine intimere Gemeinschaftserfahrung zu machen, wird in dem Maße zunehmen, wie die Regierung weitere zusätzliche Maßnahmen ergreift. Da der Gläubige in kleineren Gruppen besser gedeiht als in einem megakirchlichen Umfeld, wird das Bedürfnis nach intimerer Gemeinschaft zunehmen. Die Folge ist, dass die Ortskirchen mehr in der kleineren Hauseinheit arbeiten werden. Da die Gläubigen viel schneller von der Hauskirche lernen können als die größeren oder Megakirchen.

In der Welt des Glaubens können kleinere Kirchen, kleine Hauskirchen und kleine Bibelstudien- und Gebetsgruppen an vielen Orten entstehen. Wegen der Verarmung der virtuellen Kirche würden sich Gläubige in Not an kleinere Versammlungen wenden. Da mehr Gläubige einen kleineren und intimeren Ausdruck der Kirche suchen.

Jetzt jedoch, da die meisten Gläubigen an der Teilnahme an der virtuellen Kirche beteiligt sind, würden viele mit der Zeit nach kleinen und sicheren Ausdrucksformen einer Ortsgemeinde suchen. Daher werden die Ortskirchen eine tragfähige Lösung für die Folgen der Pandemiekrise sein. Sie kann in der Zwischenzeit die Lücke füllen, die durch die Schwächen und Bedrohungen des gegenwärtigen kirchlichen Systems entstanden ist.

Die Kirche zu Hause ist eine "Kirche zu Hause", eine biblische Kirche, die tief in den Grundsätzen des Neuen Testaments, den lehrmäßigen Positionen, Verfahren und Verantwortlichkeiten verwurzelt ist. Die kleine Hauskirche kann die richtige geistliche Atmosphäre und die strukturierte Ordnung einer traditionellen Kirche vermitteln, indem sie das Gefühl der Trennung, das in großen Kirchen herrscht, beseitigt.

Es gibt keinen Unterschied zwischen Gläubigen und Ungläubigen, der Kirche oder dem Marktplatz, was die

Drittes Kapitel

Ansteckungsrate der Pandemie betrifft, die in der Welt wütet. Der Ausbruch hat den grundlegenden Unterschied zwischen den Megakirchen und den kleinen Hausversammlungen eingeengt.

Der Ausbruch des Coronavirus hat den Gläubigen zumindest zu verstehen geholfen, dass Spiritualität nicht vom Ort der Zusammenkunft abhängt, sondern von der rettenden Beziehung des Herrn Jesus. Mehr noch, die Spiritualität der Gläubigen hat in keinem Aspekt des Glaubens Einfluss auf die physische Schönheit und Dimension eines Backsteinbaus, der als Kirche bezeichnet wird.

Das ist dann der Fall, wenn die Zahl der Gläubigen in einer Versammlung der Hauskirche größer ist; die Gläubigen benötigen einen öffentlichen Ort der Anbetung. Der Ort ist unwichtig, da die Kraft des Lebens beim Herrn und seinem Geist ruht.

Die wahre Kirche ging von zu Hause aus und nicht von einem Firmengebäude aus. Deshalb ist die wahre Kirche das Zusammenwirken der Mitglieder in Kongenialität und Einheit, das sich in den Kirchen zu Hause zeigt. Ohne die Tatsache zu vergessen, dass die heutigen Megakirchen von zu Hause aus entstanden sind. Denn die Zusammenkunft der Gläubigen begann am Pfingsttag in einer häuslichen Umgebung.

Viertes Kapitel

Die neue Realität als Grundlage der Mission

Nun steht die Welt an der Schwelle eines neuen Aufbruchs, der sich aus den durch die Pandemiekrise verursachten Störungen ergibt. Das Ergebnis ist, dass die Menschen mehr über den nächsten Schritt der Regierung gegen das Coronavirus besorgt sind als über die Krise selbst. Die Turbulenzen haben jedoch mehr Menschen veranlasst, die Grenzen der Realität neu zu überdenken. Die Menschen machen sich mehr Sorgen über die Realität der Ewigkeit und die Sterblichkeit der Menschheit als über die Krise selbst.

Negativ ist zu vermerken, dass die Krise umfassende Eingriffe in einige wichtige Bereiche menschlicher Unternehmen mit sich gebracht hat. Die vom Ausbruch am stärksten betroffenen Gebiete sind jene, die das gemeinschaftliche und individuelle Leben der Gläubigen unterstützen. Wie zum Beispiel

- ❖ Das natürliche und geistige Leben.
- ❖ Alle Aspekte unserer Beziehungen.
- ❖ Die Finanzen aller Menschen.
- ❖ Beschäftigungen und Berufung
- ❖ Die gute Gesundheit aller.

Die Pandemie-Krise ist zu einem Mittel geworden, das viele neue Möglichkeiten bietet, die Botschaft des Evangeliums in

Viertes Kapitel

vielen geschlossenen Stadtvierteln zu verbreiten, einschließlich der Ausweitung auf andere Nationen. Während andere neue Prioritäten und Interessen in ihrem Leben setzen, verbringen sie mehr Zeit damit, über die Existenz des lebendigen Gottes nachzudenken, den sie all die Jahre abgelehnt und missachtet hatten. Sie wollen wissen, was die Kirche ihnen in diesen Tagen der Pandemiekrise anbieten kann. Gemeinsam mit anderen suchen sie nach dem Unsichtbaren, dem Unbekannten mit Fragen, die bestimmte und heikle Antworten verdienen.

Aus allen Ecken wollen die Menschen Antworten, schnelle Antworten, die in einfachen Worten die Auswirkungen der Pandemie auf alle Dinge erklären können. Viele stellen die Möglichkeit eines Lebens nach dem Tod in Frage, die Frage, was nach dem Tod geschieht. Die Menschen wollen wissen, was im Leben mehr zählt als das, was sie als Besitz haben.

Einige, die in der Vergangenheit ihre Ohren vor der guten Nachricht des Evangeliums verschlossen haben, öffnen sich jetzt für alternative Möglichkeiten, die die Krise bietet. Besonders in der Frage spiritueller Dinge mit dem Wunsch, zu wissen, was die Zukunft für sie bereithält.

Eine unbestreitbare Tatsache ist, dass der Coronavirus viele Kirchenführer und die Mitglieder der Ortskirche in unabsehbarer Weise in Mitleidenschaft gezogen hat. All das, weil unser Herr die Krise zugelassen hat, die ein neues Bewusstsein in die Welt der Gläubigen gebracht hat. Das Coronavirus hat die Gläubigen daran erinnert, dass die Kirche kein Gebäude ist, sondern ein Leib von Gläubigen, der Leib Christi.

Inzwischen ist die Kirche heute in die Isolation eingetreten und unterzieht sich einer Bewertung wie ein Auto, das in der Garage geparkt ist, während sie ihre Optionen prüft. Sie sucht nach der Möglichkeit, sich neu zu erfinden, um den neuen Herausforderungen zu begegnen, und wägt alle Möglichkeiten ab, die Welt mit dem Evangelium zu erreichen.

Viertes Kapitel

Unser Herr hat eine Kirche geschaffen, die in der Lage ist, durch die Öffnungen, die durch die Krise entstanden sind, Schwung in die Evangelisierung der Welt zu bringen. Während die Krise den Gläubigen neue Wege angeboten hat, die Welt mit dem Evangelium Jesu Christi zu erreichen und neue Dinge zu versuchen, hat der Herr eine Kirche geschaffen, die die Fähigkeit und die Fähigkeit besitzt, Dynamik in der Evangelisierung der Welt aufzubauen.

Die Krise hat viele neue Heimatkirchen geschaffen, ohne die Strenge und Kontrolle der Ortskirchen. Infolgedessen haben viele Kirchen einen dramatischen Anstieg ihrer Online-Besucherzahlen mit einer riesigen Zahl von Zuschauern erlebt. Dies hat zu einem Wettlauf gegen die Zeit geführt, der weltweit nur schwer aufrechtzuerhalten ist. Wobei einige Kirchen ihre Präsenz und ihr Tempo im virtuellen Netzwerk erhöht haben, während andere mit dem Aufbau von Diensten, der Nachbereitung und der Kommunikation mit ihrer Gemeinde zu kämpfen haben.

Die Zeiten haben sich geändert, und die Pandemie provoziert immer noch weitere Veränderungen im Gefüge der Gesellschaft und der Kirche. Die Uhr hat sich in der Nähe der Mitternachtsstunde um einige Kerben verschoben. Jetzt leben wir in besorgten und interessanten Zeiten, in Tagen der Überraschungen. Die unsichtbaren Dinge Gottes ordnen langsam die Unordnung neu, bringen Ordnung und Erfüllung. Das Ordinierte und Bewährte sind die Dinge, die bleiben werden, wenn die gegenwärtige Erschütterung im Sieg endet.

Wind der Veränderungen

Mehr noch, die Erde steht vor einer Veränderung, da diskrete Ereignisse wie eine Lawine kommen und die Bewohner mit unerwarteten Folgen treffen. Sogar wie ein zerstörerisches Erdbeben von starker Stärke. Der Wind des Wandels weht so stark mit zerstörerischen Strömungen, dass er das Gleichgewicht, das unsere Gesellschaft in Schach hält,

Viertes Kapitel

verändern könnte. So wie der isolierte Golfkrieg gegen Saddam Hussein, der von Osama Bin Laden orchestrierte Bombenanschlag auf das World Trade Center am 11. September 2001, der Tsunami in Indonesien 2004 und der große Hurrikan Katrina, der die sozialen und spirituellen Inhalte der Gesellschaft verändert hat.

Die Anzeichen des bevorstehenden Ereignisses lauern bereits in der Öffentlichkeit. Das kommende Ereignis, das die Erde und alle Bewohner in einem noch nie dagewesenen Ausmaß erschüttern könnte. Es könnte von einem Ausmaß sein, das jede Vorstellungskraft übersteigt. Ereignisse, die sehr einschneidend sein und Schockwellen für die geistige, soziale, mentale und emotionale Gesundheit der Gesellschaft auslösen könnten. Von einem Ausmaß, das im Vergleich zur biblischen Vorhersage so gigantisch ist.

Auch zu Beginn des Jahres waren die meisten Gottesdienste voll mit Gläubigen, die Dankgebete an den Herrn sprachen. In dieser Zeit war es normal, dass die Kirchen in aller Welt optimistisch waren, was die baldige Entrückung der Kirche betraf. Dazu gehörte auch die schließlich Rückkehr unseres Herrn, um auf der Erde zu herrschen und zu regieren. Das ist die große Hoffnung, die der Herr im Evangelium anbietet, und auch eine Bitte, die wir im täglichen Gebet an den Herrn richten.

Dann geschah das Unerwartete, nachdem die Kirchen ihren Kalender für 2020 mit sehr hohen Erwartungen auf eine Erweckung, ein Wiedererwachen der Kirche und erfrischende Zeiten im Laufe des Jahres gefüllt haben. Bevor die kirchlichen Führungspersönlichkeiten den Ball für das Jahr ins Rollen bringen konnten, mit Buchungen, gedruckten Flugblättern und Einladungen, neuen Predigtreihen, Konferenzen, Exerzitien und den Programmen für Einsätze, die alle ausgesandt wurden, gerieten die Dinge ins Stocken.

Plötzlich änderte sich all das mit dem plötzlichen Ausbruch der Pandemiekrise. Ein Ereignis, das wahrscheinlich nicht nur in

Viertes Kapitel

der Welt, sondern auch in der Kirche nachhaltige Auswirkungen haben wird. Die Veränderungen können die Art und Weise beeinflussen, wie wir den kirchlichen Dienst sehen. Es besteht die Möglichkeit, dass kleine Kirchen gesünder als vor der Krise entstehen können. Daher ist die Krise zum Zurücksetzen-Knopf geworden, der der Kirche sagt, sie solle mit einem Neuanfang beginnen, der auf dem Wort des Herrn gründet.

Die Plötzlichkeit der Coronavirus-Krise bewies einmal mehr ohne jede Ambivalenz, dass auf der Erde nichts geschieht ohne das Vorauswissen und die ausdrückliche Erlaubnis des lebendigen Gottes. Denn die Krise war weder eine Unterlassung noch ein Auftrag, sondern eine lebenswichtige und bittere Lektion, mit der sich die Menschheit auseinandersetzen muss.

Denn ohne Gott ist die härteste Lektion, die es im Leben zu lernen gilt, der Sinn des Daseins. Das hat die Krise immer wieder bewiesen und dabei die Eitelkeit der physischen Welt offenbart. Die Pandemie hat den ganzen Glanz und alle Annehmlichkeiten des Geschöpfes, die die Welt erfreuen, weggenommen.

Die Welt erwartet zwar, dass sich die Dinge bald wieder normalisieren oder wieder so werden, wie sie einmal waren, aber es sieht immer unwahrscheinlicher aus, dass dies nie geschehen wird. So wie die Krise die Lebenden offenbart hat, so hat der allmächtige Gott das Vorrecht in den Angelegenheiten der Menschheit. Alternativ dazu hat der Herr den wirklich entscheidenden Faktor im ganzen Leben.

Die Pandemie hat indirekt auf die Macht Gottes in der Schöpfung hingewiesen. Von nun an kann kein Mensch die Macht der unsichtbaren geistigen Welt außer Acht lassen, wenn sie sich auf die Pandemiekrise auswirkt.

Allmählich hat die Notlage die Menschheit schockiert, weil sie erkannt hat, dass Gott in allen Dingen wichtig ist. Aber würde das von Dauer sein, da unsere Zukunft weiterhin davon abhängt, dass wir mit dem lebendigen Gott rechnen? Wir können Gott nicht auslassen, wenn unsere Zivilisation überleben soll, was

Viertes Kapitel

kommen wird. Deshalb müssen Nationen und Menschen Gott in alle Zukunftsplanungen einbeziehen, da die Elemente des Unbekannten bei Gott ruhen, der den Anfang vom Ende her kennt. Ein Leben ohne Gott ist vergeblich.

Fortwährend hat die andauernde Pandemie die vergängliche Natur aller Dinge ans Licht gebracht, nach denen sich die Menschen sehnen, und die Herrlichkeit dieses irdischen Lebens ans Licht gebracht. Tatsache ist, dass alles, was unter der Sonne existiert, einer von Gott befohlenen Veränderung, der Eitelkeit und der Knechtschaft der Korruption unterworfen ist. Der Coronavirus hat die offensichtliche Wahrheit ans Licht gebracht und uns gleichzeitig viele andere nützliche Lektionen gelehrt. Die Pandemiekrise bringt auch transformative Veränderungen in unserer menschlichen Gesellschaft mit sich. Veränderungen, auf die unsere menschliche Gesellschaft und Kultur schon lange gewartet haben.

Die Ereignisse von heute reihen sich gerade in die Wahrheit ein, die seit langem in Bezug auf alles existiert, was in einem Zustand der Abwertung existiert. Dass die Erde auf den Ruf von oben wartet, sich zu regenerieren und zu schätzen. Dass alle Dinge eines Tages den Plänen des lebendigen Gottes entsprechen werden.

Deshalb wird nichts auf der Erde für immer gleich bleiben. Gott hat die gesamte Schöpfung zu dem Zeitpunkt, den er bestimmt hat, der Erneuerung und Verwandlung unterworfen. Die Beweise sind unmissverständlich klar und bestätigen die gezeigten Ereignisse.

Das Coronavirus zeigt der Welt auf die deutlichste Weise, dass alle Dinge in der Natur wachsen, sich drehen und verschlechtern. Dieselben Dinge könnten in Bewegung sein und danach schwanken, wie der Herr es zulässt. Dennoch hatte die Epidemie viele augenblickliche Momente erfolgreich umgestaltet, die die Veränderungen beschleunigt und

Viertes Kapitel

vergrößert haben. Als das Coronavirus mit einer Wut kam, ist die Veränderung unserer vernetzten Welt für immer wirksam.

Wenn jedoch jemand die Lehren aus dem Ausbruch der Pandemie interpretieren kann, dann wird er besser in der Lage sein, die Allwissenheit Gottes zu schätzen und zu verstehen. Er wird am Ende sicher zu dem Schluss kommen, dass alles, was Gott geschaffen hat, ewig ist.

An allen Fronten hat das Coronavirus alle überrascht. Er hat die Funktionsweise der Welt verändert und vielleicht eine neue Ordnung der Dinge geschaffen. Es ist jedoch wahrscheinlich, dass die Welt dank des lebendigen Gottes, der das Coronavirus zugelassen hat, nicht mehr dieselbe sein wird. Daher hat die Pandemie unsere religiösen und sozialen Aktivitäten gestört und eine neue Normalität geschaffen.

Unterdessen kann beim derzeitigen Stand der Dinge niemand abschätzen, wie groß das Ausmaß der zu erwartenden Veränderungen sein könnte. Würden die Veränderungen unmittelbar, kurzfristig oder von langer oder kurzer Dauer, destruktiv, störend, vorübergehend oder dauerhaft sein? Es hängt alles davon ab, was man glaubt, was die Zukunft bringt. Vielleicht glauben die Menschen, wenn die Ziegel fallen, werden sie aufstehen und neue Strukturen aus Zedernholz errichten.

Ist in all diesen Fällen die seltenen Momente, in denen eine neue Weltordnung entstehen kann, eine Konkretisierung der architektonischen Entwürfe des Antichristen? Mit einem System, das den Fortschritt der Menschheit und der Gesellschaften neu ordnen und verändern kann. Jetzt sind wir zum ersten Mal in der Weltgeschichte Zeugen einer neuen Sicht ohne Kriege und ohne das Schlagen der Kriegstrommeln.

Sie unterscheidet sich von der Vergangenheit, weil sie die Verlangsamung aller wirtschaftlichen und sozialen Aktivitäten beinhaltet. Industrien wie die Militärmaschinerie, die Medizin, das Gesundheitswesen, die Politik, der Handel, religiöse

Viertes Kapitel

Institutionen und die Ladenketten und viele andere stehen vor schwierigen und ungeplanten Zeiten.

Was mit ihnen geschehen wird, kann man nur vermuten. Werden sie im Laufe der Zeit vorübergehende und dauerhafte Veränderungen erfahren? Was kann ein Mensch tun, um die Veränderungen aufzuhalten? Ein Mann kann fragen, wo Gott in dieser Krise ist. Ist es möglich, dass Gott in all dem die Veränderungen herbeiführt? Die Schlussfolgerung ist Gott, der alles weiß.

Kein Mensch kann über das Ausmaß der Veränderungen sagen, außer Gott dem Schöpfer, der alles von Anfang an weiß. Sogar Er, der mit Seiner Macht alle Dinge aufrechterhält, die konstruktiv, destruktiv oder störend sind.

Im alttestamentlichen Buch Amos, Kapitel 3 und Vers 6-7, wird offenbart, dass unser Gott über alles, was auf der Erde geschieht, souverän ist, sei es nun gut oder böse. Im Buch Jesaja Kapitel 45, Verse 7 und 12, sagte Gott der Herr: "Ich habe die Erde und den Menschen nicht umsonst erschaffen und sogar gesagt, dass ich das Licht forme und die Finsternis für meinen Zweck schaffe".

Währenddessen sind die Welt und die Kirche auf den kommenden Wandel nicht vorbereitet. Der Wandel kann in Raten kommen, wenn der Kot des Adlers das Feld übersät. Man braucht kein Inhaber des prophetischen Amtes zu sein, um weit in die Zukunft der kommenden Dinge zu blicken. Die Offenbarung der verborgenen Gefahr, die in der Dunkelheit lauert, ist sehr real. Die Bibel sagt jedoch, dass Gott das Ende von Anfang an kennt. Er ist der Erste und der Letzte, der die Nationen als einen Tropfen auf den heißen Stein betrachtet.

Lassen Sie uns sehen, wie die wichtigsten Veränderungen in unseren Kirchen aussehen könnten und wie sie sich auf das Verhalten unserer Kirchen auswirken könnten. Wie viele Kirchen auf der ganzen Welt erleben die Zeichen der in der Heiligen Schrift vorhergesagten Tage. Deshalb ist es sehr wichtig, dass

Viertes Kapitel

die Mitglieder, Bischöfe, Pfarrer, Lehrer, Ältesten, Diakone und Amtsträger der Kirche wissen, welche Veränderungen zu erwarten sind.

Außerdem, welche Auswirkungen würde die Krise in Kürze auf die kirchliche Gemeinschaft und weltweit haben? So sieht eine erzwungene Veränderung aus, die ohne menschliche Hilfe, ohne Erwartung und ohne Einladung durchgesetzt wird. Außerdem lehrt uns die Weisheit des Menschen, dass der menschliche Geist sich immer jeder unerwarteten Veränderung widersetzen wird, die nicht mit ihrer phantasievollen Lebenserwartung übereinstimmt.

Die Geschichte hat gezeigt, dass Menschen überwältigt sind, wenn unerwartete Veränderungen eintreten, vor allem dann, wenn das Ereignis die erwarteten Pläne im Leben verzerrt. Insbesondere dann, wenn sie nicht mit unserer menschlichen Erwartung übereinstimmen.

In allen Fällen ist die Menschheit jedoch stärker von der Vorhersehbarkeit der sich drehenden Aktivitäten, von der Konsistenz aller Dinge, einschließlich der Lebensereignisse, abhängig. Ereignisse haben das Bewusstsein der Menschen daran gewöhnt, zu glauben, dass seit der Schöpfung alle Dinge wie eine aufgezogene Uhr so weitergehen müssen, wie sie sind. Daher zieht der Mensch im Falle einer ungeplanten Veränderung den Status quo vor. Sogar in den meisten Fällen wird die Menschheit immer einen gewalttätigen Kampf führen, während sie sich jeder Veränderung widersetzt und sich ihr widersetzt. Das ist die Essenz unserer Selbsterhaltung.

Als Menschen glauben wir, dass ungeplante Veränderungen, die durch eine Krise verursacht werden, nicht unsere Freunde sind, weil sie das Gleichgewicht unserer Natur und unserer Lebensgrundlage bedrohen und stören. Was jedoch wie ungeplante Veränderungen aussieht, könnten die tatsächlichen Veränderungen der Bedürfnisse der Nation sein. Vielleicht Gottes Plan gemäß seiner Absicht.

Viertes Kapitel

Aber kann Gott eine Krise nutzen, um seine Güte und Barmherzigkeit für ein Individuum oder eine Nation zu bewirken? Denn Krisen sind die Treppe zu neuen Terminen und Gelegenheiten auf den Reisen des Lebens.

Die Antwort lautet: Ja. Die Pläne des Herrn tragen immer das Potenzial in sich, uns auf eine neue Erfahrungsebene zu bringen. Gemäß Seiner Absicht kann Gott Veränderungen zulassen, um die Kirche an den Aussichtspunkt des Berges Pisgah zu bringen, damit die Gläubigen das verheißene Land sehen können. Der Herr sagt, ich weiß, dass meine Pläne für Sie gut sind, um Sie zu einem erwarteten oder erfolgreichen Ende zu führen.

Daher gab uns der Herr die Bibel als Leitfaden und Licht, um uns in eine dunkle Welt zu führen, durch die Er uns der Zukunft versichert. Er ist souverän über die Angelegenheiten der Menschen. Die Schriften der Heiligen Schrift sind für uns Beweis genug für den Plan Gottes.

Auf die gleiche Weise offenbarte Gott Daniel, einschließlich seiner drei Freunde, die Wahrheit seiner Souveränität, während er sich in Babylon, der Hauptstadt der Welt, in einer schwierigen Situation befand. Babylon war in der Weltgeschichte die stärkste unter den Nationen und zugleich die Tech-Hauptstadt der damaligen Welt.

Selbst zu diesem Zeitpunkt schirmte unser souveräner Gott Daniel und seine drei Freunde nicht vor der darauf folgenden Krise ab. Es war in einer Zeit einer großen geistlichen und moralischen Krise, in der der Tod eine Wahl war, um den Schrecken der damaligen Zeit zu entkommen.

Heute hat derselbe Herr die Kirche nicht vor den Folgen der ungeplanten Veränderungen in der gegenwärtigen Krise der Pandemie abgeschirmt. Aus diesem Grund muss sie die Lektion der Souveränität Gottes über die Angelegenheiten der Menschen neu lernen, um auf eine neue Ebene zu gelangen.

Viertes Kapitel

In der Vergangenheit hatte Christus Jesus, das Haupt, die schlimmste Form der Krise durchlaufen, wie vom Herrgott bestimmt. Daraus folgt, dass, wenn das Haupt in seiner Vollkommenheit Not erfahren hatte, der Körper weniger Leid erfahren muss. Sogar die Kirchengeschichte hat bestätigt, dass Krise und Not der wirksamste Weg zum spirituellen Erwachen sind.

Der Schmelztiegel des Leidens, der Bedrängnisse und der Verfolgung markiert das Register der Ruhmeshalle unserer biblischen Glaubenshelden. Die Bibel ist der Beweis dafür, dass der fruchtbarste Boden für das Erweckungserwachen der Kirche Prüfungen, Leiden, Krisen und Verfolgungen sind. Gott kann eine Krise jeder Art nutzen, um die Kirche zu verfeinern und zu reinigen, die für den Gebrauch des Meisters bereit ist.

Daher kann die Kirche nützliche Lehren aus den biblischen Erfahrungen der Vergangenheit ziehen, um in der Gegenwart zu leben. Wo die Erfahrungen der Propheten eine breite Basis für unsere Unterweisung bilden, wie sie in den Büchern des Alten Testaments geschrieben steht. Gott hat sie uns als Vorbild gegeben, um dem Gläubigen zu helfen, sich auf schwierigem Terrain und in schwierigen Situationen mit der Gewissheit des Glaubens zurechtzufinden. Wobei der Ausbruch des Coronavirus nicht anders ist.

Die Gnade des Herrn war ein Faktor, der dazu beitrug, dass die Krise die Kirche nicht bis in ihre Grundfesten erschütterte, sondern dass die Kirche eine neue Autoritätsposition einnehmen konnte. Auch könnte die Kirche durch die Krise höher aufsteigen und ihren autoritativen Platz in der Welt einnehmen.

Zweitens muss die Kirche, während sie diese Unterbrechungen und die Schließung durchlebt, ihr Haus für die Bewältigung künftiger Herausforderungen einsetzen. Deshalb glaube ich, dass Gott es zuließ oder ordinierte, dass sie die Welt überraschen sollte. Die geringste Veränderung, die der Virus mit

Viertes Kapitel

sich bringt, ist nicht ohne die zulässige Benachrichtigung durch den Herrn. Daher ist absolutes Wissen und Verständnis erforderlich, um den Zweck des Pandemieausbruchs beurteilen zu können. Das ist das Wissen, über das der Herr der Herrlichkeit verfügt.

Deshalb kann die Krise nicht ohne den stetigen Marsch der Wahrheit der Schöpfung interpretiert werden. Denn der unsichtbare Gott hat es zugelassen. Die Autorität des Herrn ist unbestritten, und seine Erlaubnis ist ungehindert. Daher geschieht nichts in unserer Welt ohne Sein Zeichen und Siegel. Ohne seine Erlaubnis werden alle Pläne des Menschen und alle Feinde Gottes vergeblich sein.

Nach dem Buch Römer, Kapitel 8, Vers 28, wissen und glauben wir auch, dass Gott alle Dinge gemäß Seinem Plan und Seinem vollkommenen Willen zusammenwirkt. Das Buch Epheser Kapitel 1 und die Verse 11 bestätigen dieselbe Wahrheit über die Güte des Herrn. Aufgrund Seiner Souveränität wird Er alle Dinge zusammenwirken, sowohl die schlechten als auch die guten, zum Wohl der Kirche in den letzten Tagen. Die Krise des Coronavirus ist nur eines der Ereignisse, die die Kirche auf die Hinlänglichkeit des Herrn hinweisen können.

Als Gläubige können wir der Wahrheit zustimmen, dass alle Dinge sich zur Ehre Gottes entwickeln werden. Vor allem durch die Krise des Ausbruchs des Coronavirus werden die Nationen die Ehre Gottes preisen. Damit alle Dinge dem Ruf zur Gnade und Güte Gottes und seiner Herrlichkeit entsprechen. Das Ende ist, dass alle Nationen Gott verherrlichen.

Deshalb ist es für Gläubige angebracht, den qualitativen Glauben auf dem allwissenden Wissen des Herrn aufzubauen, der alles weiß. Er weiß, was mit der Pandemie vor sich geht, und er wird seinen Willen tun. Wir können daher auf dieser Grundlage in Seinem allwissenden Wissen ruhen und inmitten dieser Pandemie Freude haben.

Viertes Kapitel

Der Herr und sein Geist haben versprochen, mit uns zu sein, und sie werden bis zum Ende mit uns sein. Daher kehren in diesem entscheidenden Moment, der durch die Krise verursacht wird, viele Gläubige zur Bibel zurück. So viele sind auf den Knien und beten und beten für die Kirche und die Welt. Andere hingegen sind untröstlich und suchen ihre Not mit dem Trost und der Geduld des Heiligen Geistes.

Die meisten Gläubigen wünschen sich, dass die Kirche so weitermachen soll wie vor der Krise. Einige glauben, dass die Dinge so bleiben werden, wie sie sind, bis der Herr Jesus kommt, um seine Kirche zu empfangen. In diesem Fall interpretieren die Gläubigen jede Änderung des Status quo als Tabu, als ein unfreundliches Wort, das in jeder Diskussion zu bedenken und zu erwägen ist.

Heute haben viele von uns in der christlichen Welt eine konservative Einstellung zu Veränderungen. Insbesondere glauben viele, dass unter diesen Umständen die durch den Ausbruch der Pandemie verursachten Veränderungen minimal wären. Deshalb schreiben die Kirchenführer den gegenwärtigen kirchlichen Veränderungen eine Fehlentwicklung zu, die nicht im Einklang mit Gottes Plan für die Kirche heute stehen kann. Die Gläubigen in einem Zustand des falschen Friedens zu belassen, ohne die Handschrift an der Wand zu lesen.

Die Bibel lehrt jedoch etwas anderes, und zwar über die entstehende abtrünnige Kirche, die in den letzten Tagen entstehen wird. Nach der Schrift wird die jetzige Kirche in einen schrecklichen Zustand des Unglaubens und der Abtrünnigkeit hinabsteigen und Apostasien werden zu einer untreuen Braut, einer gefallenen Kirche, die von der Wahrheit des Evangeliums abfällt.

Jetzt, angesichts der gegenwärtigen Krise, sieht es wahrscheinlicher aus, dass die Verschlechterung des Charakters des Glaubens voranschreiten wird, bis sich der Prozess des Abfalls entfaltet. Daher müssen sich die Gläubigen

Viertes Kapitel

auf das Schlimmste der Coronavirus-Krise vorbereiten. Es handelt sich um eine Krise, die die Perspektive der Ortskirche neu formen und verändern soll.

Daher ist es unerlässlich, dass die Pastoren, Hirten, Lehrer, Ältesten, Diakone, Aufseher und Kirchenführer sich darauf vorbereiten, vom Herrn der Heerscharen zu hören. Bei der Vorbereitung muss die Bereitschaft vorhanden sein, die Realität der kommenden Veränderungen zu akzeptieren und sich auf sie einzulassen. Der Gläubige braucht ein offenes und bereites Herz, um den Willen Gottes gerade in Krisenzeiten zu erkennen.

Außerdem braucht der Gläubige, der den Willen des Herrn in Krisenzeiten kennen muss, ein demütiges Herz, da es bei den kommenden Veränderungen nicht nur darum geht, ob, sondern wann und wie die neue Ära beginnen soll.

Unter solchen Umständen ist das Beispiel von König David ein Kompass in der Dunkelheit. Während der Krisenzeit Davids ernannte er Älteste und Weise aus dem Stamm Issachar, die die Zeit verstanden. Sie waren Männer, die die Zeiten erkennen und die Nation Israel darüber informieren konnten, was im Falle von Eventualitäten zu tun sei.

David gab den Männern von Issachar die freien Zügel in die Hand, um die Nation auf das Unerwartete vorzubereiten. Diese Männer kannten die Heilige Schrift. Sie verstanden die Zeiten und Jahreszeiten. Sie handelten entsprechend im Glauben.

Solche Führer sind die Gabe der Kirche, in Krisenzeiten Vorsorge- und Offenbarungswissen als Bollwerk gegen die plötzliche Verwüstung durch äußere Kräfte anzubieten. Nur begabte Führungspersönlichkeiten oder Gläubige können dazu beitragen, die Kirche darauf vorzubereiten, Pläne für die unmittelbare Zukunft und auf lange Sicht aufzustellen. Deshalb ist die Zeit der Krise die Zeit, um mit Gott zu planen, und eine Christus-zentrierte Perspektive. Denn die Pandemie kann die Kirche nicht daran hindern, nach außen in die Zukunft zu blicken.

Viertes Kapitel

Der Ausbruch des Coronavirus kann, wenn er allein gelassen wird, das natürliche Gleichgewicht der Kirche verändern. In solchen Angelegenheiten, zu denen auch die Versammlungs- und Leitungsgottesdienste der Gläubigen gehören, kann der Ausbruch des Coronavirus das natürliche Gleichgewicht der Kirche verändern. Sie können sich unter solchen Umständen auf die geistliche und theologische Dimension der Kirche auswirken. Die Gläubigen müssen die entscheidenden Fragen, die durch die Pandemie aufgeworfen werden, durch die Linse der Heiligen Schrift beurteilen. Mit Antworten, die durch die Erleuchtung des Heiligen Geistes gegeben werden.

Die einzige Möglichkeit, dem Schlimmsten der Krise zu entkommen, die Veränderungen anzunehmen und dem drohenden Glaubensabfall zu entkommen. Die fliehende Kirche muss Zuflucht nehmen in die Souveränität und die Allmacht Gottes, der insgesamt, einschließlich des Coronavirus, ist. Die Absicht Gottes, die Veränderungen in seiner Kirche herbeizuführen, besteht darin, alle Dinge nach seinem Plan zu ordnen. Deshalb müssen die Führer und Gläubigen auf die Treue und die Kraft Gottes vertrauen.

Die Grundlage und die Offenbarung des Wortes Gottes sind sehr wichtig, um die Erkenntnisse der Ältesten der Kirche zu akzeptieren. Ebenso wie ein Sicherheitsfaktor müssen die Gläubigen ein funktionierendes Wissen über die Endzeitszenarien haben, wie sie in der Bibel offenbart werden. Das erfordert von den Führern, dass sie eine solide Hermeneutik zur Auslegung und zum Verständnis der Schrift anwenden. So können wir mit dem Maß unseres Glaubens besser die richtige Interpretation der Krise, so wie sie unsere Kirchen betrifft, herausarbeiten.

Deshalb ist es jetzt an der Zeit, dass die Kirche und die kirchlichen Dienste das Schwert herausziehen, um sich auf das vorzubereiten, was kommen wird. Die Unvorhersehbarkeit der

Viertes Kapitel

unerwarteten Veränderungen ist ein Problem, das zwischen der Gegenwart und der Zukunft steht und weder rückgängig gemacht noch rückgängig gemacht werden kann. Was kommen wird, wird wie ein Dieb in der Nacht sein.

Für die Kirche ist die Zeit gekommen, den geistlichen Gläubigen zu engagieren, der die Absicht Gottes für diese Generation versteht. Diejenigen, die die Worte Gottes mit der tiefsten, vom Heiligen Geist inspirierten Offenbarung auslegen können. Wenn sich die Gläubigen voll und ganz Gott unterwerfen, dann kann die Kirche die Stimme Gottes hören. Nur die Kirchen, die gemäß der Weisheit Gottes das Richtige tun, können den Ansturm der Coronavirus-Pandemie minimieren.

Die wichtigste Lektion, die die Kirche und die Welt aus dieser Krise gelernt haben, ist, dass das Gesundheitswesen und andere Pflegeindustrien die spirituelle Führung der Gläubigen brauchen, um zu funktionieren und die Erwartungen zu übertreffen. Zweitens ist der Pflegedienst ein Partner der Gläubigen im Werk Gottes für die Heilung der Nationen. Sogar die Ärzte und Mitarbeiter des Gesundheitswesens, die bei der Bewältigung der Krise eine entscheidende Rolle gespielt haben, stehen unter der Gnade Gottes. Sie sind die zulässigen und treuen Amtsträger unseres Herrn Jesus, höchst lobenswert für ihre Dienste für die Menschheit.

Sogar die grundlegenden Gläubigen in unserer Mitte verstehen, dass die Pflege der Kranken ein Dienst des Glaubens zum Wohle aller Menschen ist. Daher werden die Gesundheitseinrichtungen aufhören, ein Großunternehmen zu sein, das von den Pharmaunternehmen und den Krankenhaussystemen ausgenutzt wird, um sich zu einem unverzichtbaren und erschwinglichen Versorgungsdienstleister zu entwickeln.

Vielleicht werden die Gläubigen die Lektion lernen, sich mit dem Bewusstsein unserer Verbundenheit über Rassen- und Wirtschaftsunterschiede hinweg umeinander zu kümmern. Dies

Viertes Kapitel

ist die Seele und das Herz einer blühenden Kirche, die auf der Liebe Gottes aufgebaut ist.

Die Pandemie hat die Mächtigen von ihren hohen Ämtern gestürzt und die Geringen und Verachteten in Würde und Ehre emporgehoben. Jetzt versteht die Welt, was für das Überleben der Menschheit unerlässlich ist. Und die armen und schlecht bezahlten Arbeiter sind zum Stein geworden, den die Erbauer nicht ablehnen konnten. Man kann sich nur vorstellen, was passiert wäre, wenn es nicht den kleinen Laden an der Ecke, das Lebensmittelgeschäft, die kleine Apotheke um die Ecke gegeben hätte.

Die einfachen Landarbeiter, die Post- und Wartungsarbeiter, die Krankenschwestern, die Krankenwagenfahrer, das Aufnahme- und Empfangspersonal in Krankenhäusern und Arztpraxen sind unentbehrlich geworden. Das Reinigungspersonal, das nach dem Stress der Desinfektion unserer Bürotürklinken, Waschräume und Autotüren unsere öffentlichen Räume unter erheblicher Gefährdung ihrer Gesundheit sauber hält, ist seiner Berufung gerecht geworden. Ohne sie wäre das Leben die Hölle gewesen. Die Krise hat gezeigt, welche wesentliche Rolle sie in unserem Leben spielen.

Die bevorstehende Störung und Unterbrechung

Vor zweitausend Jahren, bei der Gründung der Kirche, sah sie sich einer ähnlichen Unterbrechung durch die religiösen und zivilen Autoritäten gegenüber, die sich gegen die neue Botschaft der Hoffnung stellten. Die Unterbrechung resultierte aus mehreren Faktoren, die von den herrschenden Autoritäten ausgingen, die Angst vor der neuen Institution und den Auswirkungen auf die Welt hatten. Die regierenden religiösen Ältesten fürchteten die Folgen des Verlustes von Privilegien und gesellschaftlicher Unterstützung.

Viertes Kapitel

So schlossen sich die zivilen Autoritäten der Römer und die religiöse Klasse gegen die neue Kirche und ihre Führer zusammen. Während dieser Zeit hatten die Führer daran gedacht, an einem zentralen Ort zusammenzubleiben. Auch war die Kirche sehr konservativ, wenn es darum ging, sich an die Gesetze und das Gewissen der Führer zu halten, anstatt sich auszubreiten, um die Welt zu erreichen. Dann geschah die Zerstreuung der Kirche, die alle Wünsche der Führer veränderte. Die Auswirkungen der religiösen und staatlichen Verfolgung auf die Kirche breiteten sich bis ans Ende der Welt aus.

Die Unterbrechung, die mit der noch jungen Kirche geschah, war der Katalysator, der die Zerstreuung und weitere Verfolgung der Gläubigen in verschiedene Gebiete bewirkte. Die Verfolgung der Gläubigen im ganzen alten Römischen Reich trug zur Verbreitung der Botschaft bei. Außerdem verursachte sie eine riesige Krise für die Kirchenführer und den Leib Christi. Die Verfolgung lehrte die Apostel, sich zu zerstreuen, ohne Platz und Gelegenheit, sich offen als neuer Leib zu versammeln.

Die Unterbrechung und Zerrüttung, die die frühe Kirche in dieser dunklen Periode der Geschichte erlebte, tat gut daran, das Herz der Kirchenleitung auf Mission und Evangelisation zu konzentrieren. Gott ließ manchmal Verfolgung für seine Zwecke zu. Er nutzte sie, um die Kirche in die richtige Richtung zur Erfüllung des Evangelisationsauftrags zu bewegen, der die ganze Welt erreichte.

Das zeigt, dass der Herr göttliche Unterbrechung und Verwerfung als Werkzeug benutzen kann, um seinen Auftrag zu erfüllen. Manchmal kann er sie dazu benutzen, sein Volk für das Kommende zu reinigen und neu auszurichten. Jeder einzelne göttliche Eingriff in das Leben eines Propheten, Apostels, Priesters, Königs, Richters oder einer Institution diente dazu, ihre geistliche Fähigkeit neu auszurichten und zu lenken, um das ihnen gesetzte Ziel zu erreichen.

Viertes Kapitel

Die Aufzeichnungen in der Heiligen Schrift sind ein überzeugendes Beispiel dafür, wie Gott Unterbrechungen und Pausen nutzt, um seinen Plan und seine Absicht zu verwirklichen. Apostel Paulus ließ seine Absicht abkürzen. Er wurde auf dem Weg nach Damaskus verhaftet, damit er an einem kritischen Punkt in seinem Leben eine neue, vom Herrn geweihte Ebene erreichen kann. Seine Begegnung mit Christus auf seinem Weg nach Damaskus war störend. David hatte seinen Anteil an der Zerrüttung, bevor er König von Israel wurde. Er traf den Propheten Samuel auf dem Feld und sein Lebenseinsatz wurde gestört.

Zu lange haben die heutigen Kirchen ihre eigenen religiösen, ideologischen Gebote in allen Aspekten des Dienstes an den Kindern Gottes durchgesetzt. Diese Gebote sehen aus wie das Schubladenkonzept, das verwendet wird, um Gläubige nach Konfessionen statt nach der Liebe Gottes einzuordnen.

Störungen können immer dann auftreten, wenn die Kirchen die Gläubigen künstlich voneinander trennen, und zwar entlang der Trennlinien der kirchlichen Doktrinen anstelle der vereinten Gemeinschaft der Kinder Gottes. Dies ist eine Schwäche der Ortskirchen gemäß ihrer erfundenen konfessionellen Doktrin, die künstliche Konformität innerhalb ihrer Herde unter Ausschluss der offenen Gemeinschaft mit anderen aufrechtzuerhalten. Dies sind Handlungen, die dem Willen des Herrn zuwiderlaufen, der der Kirche das große Evangelium und die Einheit des Leibes gegeben hatte. Der Auftrag, die Welt zu erreichen, schließt auch den Befehl ein, die kleine Gemeinschaft der Gläubigen auf der anderen Seite des Ganges zu erreichen.

Nun hat die schreckliche und beängstigende Pandemie unseren kirchlichen Dienst und unsere Einsätze unterbrochen. Aus Angst davor, die Seuche in der ganzen Welt zu verbreiten, schließen viele Kirchen das Zelt. Die kirchlichen Behörden, die den staatlichen Gesetzen gehorchen, ergreifen die Maßnahmen und raten Gläubigen und Anbeter, sich nicht zu umarmen, sich

Viertes Kapitel

die Hände zu schütteln, die Hände zu halten und die Gemeinschaft zu teilen.

Aus diesem Grund konnten Millionen von Gläubigen an keinem Gottesdienst physisch teilnehmen, und das kann noch wochenlang so weitergehen. Mit der Möglichkeit, dass sie monatelang nicht mehr daran teilnehmen können. Die Coronavirus-Pandemie hat die Art und Weise, wie wir handeln und gleichzeitig Kirche sein werden, unterbrochen und verändert. Noch nie war die Kirche mit Unterbrechungen in ihren Gottesdiensten konfrontiert. Die Frage ist also:

- ❖ Werden die Veränderungen lang- oder kurzfristig sein?
- ❖ Inwieweit wird diese historische Pandemie die Ortskirche verändern?

Was sind die Dinge, von denen wir erwarten sollten, dass sie in der Kirche gleich bleiben? Hier zeigt ein Vergleich zwischen der Pest, die in Ägypten während des ersten Passahfestes der Kinder Israels aufgetreten ist, und der gegenwärtigen Situation.

- ❖ Was sollten wir in den kommenden Tagen erwarten, sowohl in der Kirche als auch in der Welt?

Die Antwort auf all diese Fragen obliegt dem Herrn, der weiß, warum das Ereignis stattgefunden hat. Er kann der Kirche auch die wahre Bedeutung der Pandemiekrise offenbaren, wenn Sie das brauchen. Die Bibel kann uns auch helfen, einen uneingeschränkten Blick auf die Ereignisse durch die Linse der Auslegung zu haben.

Aufgrund des Ausbruchs der Pandemie könnten jedoch einige Veränderungen, die die Kirche weltweit erleben wird, in der Richtung und in den Prozessen der Gottesdienste liegen. Vielleicht kann unser Herr die Coronavirus-Krise nutzen, um die Kirche über die zu erwartenden Veränderungen und die neue Initiative zu informieren, die bald in Kraft treten wird. Einige

Viertes Kapitel

Veränderungen, die wir in unseren Kirchen erwarten sollten, sind daher diese:

- ❖ Die meisten Gläubigen werden zu einer neuen Definition der wahren Bedeutung der Kirche als einem lebendigen Leib kommen, der sich von einem Gebäude unterscheidet, in dem alle zusammenkommen.
- ❖ Die Pandemie wird neue Möglichkeiten in der Lehre eröffnen, die mehr Licht auf die Endzeittheologie der Kirche werfen.
- ❖ Es gäbe unvermeidliche Gründe, die kirchliche Organisation umzustrukturieren und neue Abteilungen zu schaffen, die die Einheit und wahre Führung widerspiegeln.
- ❖ Es könnte eine neue und substantielle Ernennung oder Wahl neuer Ältester und Diakone geben, die die Angelegenheiten der Kirche leiten.
- ❖ Die Stärkung der Virtualisierung der Kirche.
- ❖ Die Heiligung und Reinigung der Kirche.
- ❖ Das kommende Gericht, das, wie in den Briefen des Apostels Petrus prophezeit, im Haus Gottes beginnen wird.
- ❖ Das Gericht, das über alle Nationen in der Welt kommen wird. Die Trennung der Schaf- und Ziegenvölker.
- ❖ Die große Bedrängnis, die im Olivgrünen Diskurs offenbart wird und schließlich geschieht.
- ❖ Unser Grad der Bereitschaft, zu evangelisieren und dem Kommen unseres Herrn zu begegnen.
- ❖ Das Bedürfnis nach einem Familienaltar und nach Gemeinschaft wurde stärker und größer.
- ❖ Das Bedürfnis nach Wachstum in der Kirche und nach einem Ausgleich zwischen Missionen und Einsätzen für die Unterredeten.

Viertes Kapitel

- ❖ Die Notwendigkeit von Gebet und Fürbitte zuallererst für alle Menschen, Führungskräfte und die Kirche.
- ❖ Und von der Notwendigkeit, Mitgefühl und Fürsorge für unsere Nachbarn zu zeigen.

Auf diese Weise kann die Kirche Anpassungen an den Programmen vornehmen, um die Welt zu erreichen und sicherzustellen, dass die Weisen unter den Führern die Herde hüten. Wie in 1. Korinther 12,18 haben wir gelernt, dass unser Herr die Herden, alle Glieder des Leibes, geordnet hat und jeden so platziert hat, wie es ihm gefiel.

Aber könnte es in diesem Kampf eine Parallele zu dem geben, was sich in der Vergangenheit ereignet hatte? Die Kirche hat viele Stadien durchlaufen und in der Vergangenheit verschiedene gefährliche Plagen erlebt. Ja, ausgehend vom Geburtstag der Kirche des Herrn in Jerusalem zeigt ein genauerer Blick, dass die Ära der Pandemie KOVID-19 eine frappierende Ähnlichkeit mit der Kirche der Apostel nach der Auferstehung im oberen Raum aufweist. In dieser Zeit waren die Apostel und Jünger sehr empfänglich, aber miteinander verbunden, und doch erschreckten sie sich vor der physischen Nähe des einen zum anderen.

Dennoch kann ich eine Parallele ziehen zwischen der heutigen gesellschaftlichen Distanzierung und der unfreiwilligen Unterbrechung durch die Apostel. Sie versteckten sich aus Angst um ihr Leben vor der doppelten Verfolgung durch den Staat und die Priesterklasse. Die Verfolgung war die Zeit; die Kirche gebar einen Neuanfang in der Evangelisation, der das Ende der bekannten Welt erreichte.

Das gleiche Umfeld könnte mit der Pandemiekrise, die die Welt verwüstet, richtig sein. Die Kirche könnte diese Krise durchmachen, während sie inmitten des gegenwärtigen Pandämoniums Bauwerke errichtet. Gleichzeitig könnte die Kirche geistlich stärker werden, sowohl nach innen als auch nach außen. Der Kern einer größeren Explosion des kirchlichen

Viertes Kapitel

Wachstums könnte darin bestehen, dass die Mitglieder der Kirche jetzt in Häusern Schutz vor der Angst und den Auswirkungen des Ausbruchs der Pandemie suchen.

Der Rückgang der finanziellen Basis der Kirche

Die Coronavirus-Krise hat nicht nur in der säkularen Welt, sondern auch in der Sphäre des Bekenntnisses viele neue Veränderungen bewirkt. Ein Bereich der Kirche, der mit der Hitze der Krise konfrontiert ist, ist die Finanzstruktur und die Gesundheit der Kirche.

Heute ist es wahrscheinlicher denn je, dass sich die Folgen der Pandemie zu einer ausgewachsenen Krise im Finanzleben der Kirche ausweiten könnten. Schon jetzt schreiben viele Kirchen rote Zahlen und haben ein klaffendes Loch in ihren Finanzen.

Oft lebt die Kirche von den freiwilligen Beiträgen ihrer Mitglieder und Nichtmitglieder, die frei für ihre Sache spenden. Angesichts der Krise, die die Besucherzahlen beeinträchtigt, ist dieser Bereich des kirchlichen Dienstes ernsthaften Angriffen ausgesetzt. Es ist heute wahrscheinlicher denn je, dass sich die Folgen der Pandemie zu einer ausgewachsenen Krise im Finanzleben des Dienstes ausweiten könnten.

Schon jetzt schreiben viele Kirchen rote Zahlen und haben ein klaffendes Loch in ihren Finanzen, und es droht eine weitere Erschöpfung. Der Mangel an Spenden und Opfern hat weitgehend zu einem großen Defizit in der finanziellen Basis der Kirche beigetragen. Da aus diesem Grund alle unvorbereitet waren, wird die physische Kirche wahrscheinlich einen erheblichen Rückgang der Finanzen und der Spendensammlungen erleben.

Einige Kirchen werden die Krise vielleicht eine Zeit lang überleben, aber die kleinen bis mittelgroßen Kirchen mit

Viertes Kapitel

bemerkenswerten Abwesenheiten oder versäumten Besuchen haben vielleicht nicht die Kapazität, den finanziellen Sturm in Sicherheit zu bringen. Da die wöchentliche Sammlung möglicherweise weniger oder minimale Spenden von Mitgliedern erfährt.

Kann die virtuelle Kirche diese Lücke in der finanziellen Versorgung der Kirche füllen, wenn es keine physischen Kirchen gibt? Es ist als ein finanzielles und pastorales Dilemma im Gefolge der unerwarteten Auswirkungen auf die Kirche diskutabel. Wenn die Krise jedoch zu lange andauert, kann sie die finanzielle Basis der Ortskirche erschöpfen.

Vor diesem Hintergrund muss die Kirche andere kreative Alternativen ausarbeiten, um die wirtschaftliche Gesundheit der Kirche zu stützen. Der offensichtlichste Teilnehmer an diesen Bemühungen ist die virtuelle Kirche. Sie kann die Lücke füllen, die dadurch entsteht, dass sie mit Hilfe der ihr zur Verfügung stehenden fortschrittlichen Technologie die Online-Spenden verbessert, um den physischen Betrieb der Kirche aufrechtzuerhalten.

Dies ist eine gerechtfertigte Lösung, um dem wachsenden Defizit in den Kirchenfinanzen zu begegnen, das durch die Auswirkungen der Krise in der Ortskirche entstanden ist. Einen Ausweg aus den Auswirkungen der Krise zu finden, stellt die Leitung der Kirche vor eine sehr ernste Herausforderung. Angefangen mit dem Rückgang der Besucherzahlen, der sich auf die finanzielle Basis der Kirche auswirkt und mit der Zeit exponentiell zunehmen könnte.

Die Aufrechterhaltung der teilweise geschlossenen Kirchen ist zu einer Quelle von Kopfschmerzen für die Führer der Kirchen weltweit geworden. Das Niveau der Finanzen ist auf ein gefährliches Niveau gesunken. Es wird immer schwieriger, sie zu brechen, selbst wenn es darum geht, das reibungslose Funktionieren der verschiedenen Abteilungen und Aktivitäten des Dienstes aufrechtzuerhalten. Denn der Geldbeutel der

Kirche wächst mit der Großzügigkeit der Mitglieder. Der kirchliche Geldbeutel ist ein Faktor für die Höhe der Mitgliederpräsenz auf der Grundlage von Spenden und unentgeltlichen Zuwendungen.

Die Krise hat sich jedoch in nicht unerheblichem Maße auf den wirtschaftlichen Besitz vieler Kirchenmitglieder ausgewirkt. Und dies wirkt sich merklich auf die Spenden an den Geldbeutel der Kirche aus. Denn die Struktur einer Ortsversammlung variierte von den aktiven und wirtschaftlich unabhängigen jungen Gläubigen bis hin zu älteren Menschen, schwangeren und stillenden Müttern und Kleinkindern. Wenn einige von ihnen ohne Arbeit und Beschäftigung sind, dann verschlechtert sich die Situation nach unten.

Die finanzielle Situation könnte sich mit der zunehmenden Infektionsrate und dem Auftreten von mehr tödlichen Stämmen in verschiedenen Teilen der Welt verschlechtern. Das bedeutet, dass die Kirchen ihre Türen nicht öffnen könnten. Die große Bevölkerungszahl würde mit der Nicht-Teilnahme der betagten Gläubigen im Einklang mit der Regierungsanordnung abnehmen. Diese Faktoren könnten den Geldbeutel auf ein unkontrollierbares Niveau drücken.

Die Themen Spiritualität und Ganzheit

Die Pandemiekrise hat die Kirche dazu bewogen, sich selbst als anders zu definieren als eine Organisation, die sich von einer Organisation zu einem lebendigen Organismus aus lebendigen, spirituellen und sozialen Mitgliedern unterscheidet. Als einen Leib lebendiger Seelen, die in den zwischenmenschlichen Beziehungen blühen, die im Leib Christi zu finden sind. Die Definition schließt die Ortskirche ein, die dann besser gedeiht, wenn sich die Mitglieder in geistlicher Gesundheit befinden, die durch den Heiligen Geist gestützt wird.

Die Abriegelung hat die wichtigen Fragen der geistlichen Ganzheit des Leibes Christi in den Vordergrund gerückt. Sie

Viertes Kapitel

betrifft alle Gläubigen in der gegenwärtigen Dispensation der Aussetzung der Gottesdienste. Denn die Kirche braucht eine geistliche Gemeinschaft, um ein gesundes Umfeld zu haben.

Mehr noch, sie braucht eine echte Verpflichtung vor Gott, die einen von Gott berufenen Dienst erfordert. Mit Mitgliedern, die eine selbstlose Liebe, aufopfernde Hingabe und Aufmerksamkeit zeigen, paart sich mit einem heiligen Streben unter den Mitgliedern.

Darüber hinaus braucht die Kirche geistliche Führung und eine Vielzahl anderer wichtiger evangelikaler Dienste, die von Gläubigen mit erwiesener geistlicher Fähigkeit und Achtsamkeit geleitet werden. Gott hat die Gemeinschaft der Kirche als einen Ort gestaltet, an dem eine gottgewollte Familie und ein gottgefälliges Zuhause gepflegt werden. Wessen Rolle besteht darin, Gottes Königreich mit einem himmlischen Ergebnis auf Erden zu fördern?

Die historische Versammlung der Kirche hat Tausende von Märtyrern gesehen, die ihr Leben aufgegeben haben, damit Christen in echter Gemeinschaft zusammenkommen und sich in gemeinsamen und persönlichen Treffen treffen konnten.

Die Krise hat die Kirche jedoch vor Probleme gestellt, die an ihre Vitalität und geistliche Gesundheit grenzen. Dies sind wichtige Bereiche, mit denen man sich auseinandersetzen muss, um die Gläubigen auf die Zukunft auszurichten. Die Bedeutung der Kirche in einer verlorenen Welt hängt von der geistlichen Richtung ab, die mit dem neutestamentlichen Auftrag übereinstimmt. Einige dieser Fragen betreffen unsere Auseinandersetzung mit der Wahrheit und den Auftrag des Evangeliums an die Welt.

Deshalb muss die Kirche in der heutigen Zeit einen Prozess in Gang setzen, der die Schaffung neuer, innovativer und ausgezeichneter Dienste in Gang setzt. Dazu gehört auch das Heranwachsen neuer Führungspersönlichkeiten mit neuen Fähigkeiten als Mentoren. Die Kirche kann Gläubige mit

Viertes Kapitel

pastoralen und kirchlichen Erfahrungen in der kleinen und großen Gemeinschaft ermutigen, Lösungen für kirchliche Probleme anzubieten.

Deshalb soll die Kirche nach einer Pandemie entstehen, die sich mehr auf die Dinge konzentriert, die dazu beitragen, die Gnade Gottes in den Gläubigen aufzubauen. Deshalb werden viele Gläubige in der Krise aufmerksamer sein, die Notwendigkeiten des Reiches Gottes zu erkennen. Viele andere werden die Kraft Gottes entdecken, während sie die Gnade Gottes annehmen, ohne in die alte vor der Pandemie herrschende Situation der Zufriedenheit zurückzukehren.

Genauso wie die Beschneidung des kirchlichen Gottesdienstes die Gläubigen in eine neue Zone der Entdeckung unorthodoxer Methoden der Gemeinschaft und Verbindung angespornt hat. Mit jedem Tag, der vergeht, erfinden Gläubige in verschiedenen Ländern alternative Möglichkeiten, sich zu treffen, Gemeinschaft zu haben, zu feiern und einander zu dienen, indem sie relativ erschwingliche Online-Tools nutzen.

Vielleicht wird die Kirche nach dem Koronavirus viel stärker sein, wenn die Türen offen sind für ein neues Pfingstereignis, das neue Dinge einleitet. Das wird alle sozialen und religiösen Distanzen überwinden und das Gewissen der Gläubigen vom starren bürokratischen Christentum befreien. Auch von den nominellen und hierarchischen Strukturen, die die Kirche im Laufe der Jahre aufgebaut hatte. Außerdem kann die Kirche sehr empfänglich für alternative Wege werden, Gemeinschaft und Mitgefühl im Geiste des guten Willens zu praktizieren.

Viele Gläubige, die sich in der Zeit der Krise erfrischt haben, werden ihre Fähigkeit zum Gebet mit einer demütigenden Wertschätzung für den außerordentlichen Dienst der Fürbitte vertieft haben. Andere werden zu einem tiefen Verständnis der theologischen und spirituellen Reichtümer unseres Erbes gelangen. Einige andere werden jene ewigen Wahrheiten gelernt haben, die sich innerhalb ihrer richtigen Kontextinterpretation von Irrtümern trennen.

Die Kirche kann nützliche Lehren aus der Einheitsfront und der Solidarität ziehen, die die heldenhaften Mitarbeiter im Gesundheitswesen während des KOVID-19 gezeigt haben. Mit dieser Erfahrung hätte die Kirche mehr darüber gelernt, was es bedeutet, die Hüter unseres Bruders zu sein. Die Kirche kann ihre Türen für die Gemeinschaft mit anderen Gläubigen aus verschiedenen Konfessionen öffnen.

Verstehen der geistlichen Kriegsführung in der Kirche

Da die Kirche nicht von dieser Welt ist, operiert sie auf einem anderen Gebiet als dem bekannten Bereich dieser Welt. Sie ist gesegnet und ausgerüstet, um den Feind sowohl an der physischen als auch an der geistigen Front zu bekämpfen. Der himmlische Auftrag erfordert die Weisheit und Kenntnis Gottes in der Bereitschaft, den unsichtbaren Feind zu bekämpfen. Außerdem ist es das spirituelle Reich, das ihr den Vorteil verschafft, in den spirituellen Kampf einzutreten, der der natürlichen Welt unbekannt ist.

Daher hat die lebendige Kirche Christi in der Zeit der Krise nicht geschwiegen. Sie engagiert sich unermüdlich rund um die Uhr, Tag und Nacht, in Diensten, um die Auswirkungen der Pandemien zu verbessern. Täglich steht sie zu den Waffen und verneigt sich schwer gebeugt in Gebet und Fasten und kämpft gegen denselben Feind. In einem anderen Bereich, mit einem anderen Schwerpunkt und einer anderen Perspektive, die durch die himmlische Berufung und das Ziel unseres Dienstes bestimmt wird.

Die säkulare Natur unserer Gesellschaft entmutigt die Spiritualität. Die bedeutendste Lösung für die Pandemiekrise ist jedoch die spirituelle Befähigung, die das Gleichgewicht im

Viertes Kapitel

Kampf kippen kann. Denn der unsichtbare Bereich unserer Existenz kontrolliert einen Großteil der Geschehnisse in unserem irdischen Reich. Deshalb ist der Krieg der Gläubigen nicht physisch wie gegen Fleisch und Blut, sondern das unsichtbare Heer der Finsternis.

Das bedeutet, dass die Kirche der wesentlichste Teilnehmer am Krieg der Wut gegen den KOVID-19 ist. Darüber hinaus ist sie der wahre unbesungene Held in diesem Kampf, um das Coronavirus zu besiegen, das viel Zerstörung von Menschenleben verursacht hat. Dies ist eine der größten existenziellen Krisen in der Geschichte der Menschheit, in der eine Welt im Kampf um die Eindämmung der Ausbreitung des Coronavirus vereint ist.

Die Quelle des Sieges im Kampf gegen den viralen Feind, der die Menschheit bedroht, entspringt dem Blut des Lammes und dem Wort Gottes. Dies ist die mächtigste Waffe, die der Menschheit bekannt ist, wenn sie mit der Furcht vor dem Herrn und der Anerkennung der allmächtigen Macht Gottes kombiniert wird. Die Anwendung der Waffen zeigt das Verständnis für den Beginn der Weisheit Gottes.

Der Herr gestaltete die Waffe, die er der Kirche anvertraut hatte, mit einer Natur, die sich sehr von allen von der Menschheit geschaffenen Geräten unterscheidet. Sie kann bis in die unbekannten Tiefen unserer Schöpfung reichen. Der Herr hat die Waffe so gestaltet, dass sie in jeder Situation siegreich ist.

Aus Unwissenheit sind die Welt und ihre Könige blind für die Macht der von Gott gegebenen himmlischen Waffe. Sie erkennen weder Gott an, noch behaupten sie, die Existenz der Waffe der Gläubigen zu kennen, und doch ist sie mächtiger als alles, was die Menschen sowohl im geistigen als auch im physischen Bereich je erdacht haben.

Heute hat die Krise die Verwundbarkeit und die Unvorbereitetheit der Kirche in den Angelegenheiten dieser Welt offenbart. Denn die meisten Kirchen haben ein begrenztes

Viertes Kapitel

Verständnis für die unsichtbare Welt und die Mittel gezeigt, um in einer sterbenden Welt die Macht Gottes zu erhalten. Die aktive Kirche, die vom Blut des Lammes durch Gebet erkauft wurde, kann die Reichweite des Virus in diesem seltsamen Kampf besser als jeder andere aufhalten.

Die Krise hat auch gezeigt, dass einige Pastoren nur klerikale Arbeit ohne geistliche Grundlagen verrichten. Die Krise hat auch offenbart, dass die Betrüger im Ministerium eine bezahlte Arbeit verrichten, die ein wenig mit der geistlichen Natur zu tun hat, die mit der Substanz des Glaubens einhergeht.

Die Krise hat die Ohnmacht vieler selbsternannter bibelgläubiger und evangelikaler Kirchen offenbart, die die Kraft des Heiligen Geistes immer wieder leugnen. Die Krise hat die Bedeutung des Heiligen Geistes im Leben der Heiligen hervorgehoben. Sie hat auch die Megakirchen als ein Unternehmen entlarvt, die sowohl machtlos als auch geistesabwesend sind, wenn es darum geht, zum geistlichen Wachstum der Heiligen beizutragen.

Fünftes Kapitel.

Die virtuelle Kirche

Der Ausbruch von KOVID-19 treibt die Welt mit halsbrecherischer Geschwindigkeit durch unbekannte Gebiete und treibt sie ausgerechnet in Richtung Geschichtsrevisionismus. Er könnte Historiker schließlich dazu zwingen, die Geschichte der Welt und der Kirchen in einer Sprache neu zu schreiben, die von den Massen am wenigsten verstanden wird. Sie bringt die Welt direkt an einen Wendepunkt mit der Aussetzung lebenswichtiger sozialer, kultureller und spiritueller Aktivitäten, die den Motor der Gesellschaft antreiben.

Ahnungslos erwischte der Ausbruch die Kirche im Schlaf und unvorbereitet auf die Herausforderungen des neuen Jahrhunderts. Gleichzeitig entlarvte er die Nachlässigkeit der Kirche bei der Anpassung an die Erwartungen der neuen Generation. Darüber hinaus verändert die Krise die Art und Weise, wie die Kirchen ihre Gottesdienste durchführen. Sie enthüllt auch, dass die Kirchen sich neu erfinden müssen, um sich an die neue weltweite Realität anzupassen.

Es ist nicht mehr der Zeitpunkt, an dem sich die Kirche an die neue Normalität wendet, da die Zeit dafür gekommen ist. Sie wacht endlich auf und erkennt die Notwendigkeit, alternative Methoden zu entwickeln, um den neuen Herausforderungen zu begegnen, die durch das Coronavirus entstehen, das alle Bereiche der Gesellschaft betrifft. Denn jede Generation hat ihre eigenen Merkmale, die sie von der Vergangenheit unterscheiden. Daher könnten die vorherrschenden Methoden des Ministeriums von gestern unzureichend sein, um der heutigen Realität gerecht zu werden.

Daher könnte ein sorgfältiges Verständnis der kulturellen und sozialen Trends den Schlüssel zu einem Durchbruch bei der Einführung alternativer Methoden zur Bewältigung der Veränderungen darstellen. Diese und andere Faktoren müssen bei der Annahme alternativer Evangelisationsmethoden berücksichtigt werden.

Wenn die Kirche heute unter der bestehenden Atmosphäre gedeihen muss, muss sie sich inmitten der neuen Netzwerk- und Mediengeneration anpassen, die eine Neuausrichtung der alten Botschaft in einer neuen Trägerkapsel erfordert. Es liegt also auf der Hand, dass sich die Kirche an jede Generation mit der gleichen Botschaft anpassen muss, die für das jeweilige Zeitalter relevanten ist.

Die neuen Fortschritte in der Technologie haben es für die kirchlichen Führungspersönlichkeiten jedoch notwendig und einfacher gemacht, ein innovatives Überbringungssystem einzuführen, um die Verlorenen zu erreichen. Dadurch ist die Schwäche des gegenwärtigen Modells, verschiedene Gemeinschaften mit der Botschaft des Evangeliums zu erreichen, aufgeflogen. Es hat den seit langem vertretenen Glauben erschüttert, dass die Ortsgemeinde in einem registrierten Gebäude den Schlüssel zur Evangelisation besitzt.

Deshalb braucht die Welt in der gegenwärtigen atmosphärischen Situation ein christuszentriertes Vehikel, das mit der Liebe Gottes durchtränkt ist, um die Gläubigen und die unerretteten Leiden der sozialen Distanzierungsmaßnahmen zu erreichen. Es ist nicht länger entschuldbar, auf die Bedingung zu warten, dass sich vor Ort etwas ändert, bevor man den Verlorenen die Hand reicht.

Fünftes Kapitel

In diesen seltsamen Tagen der sozialen Distanzierung haben sich Evangelisierung und Lehre der biblischen Wahrheit für die Ortsgemeinde von der Konformität mit den alten Wegen entfernt. Denn Gläubige können die Botschaft des Evangeliums nicht auf einen einzigartigen Verbreitungsmodus beschränken, um die Welt zu erreichen. Daher muss die Kirche eine geeignete Plattform annehmen, um die Botschaft in die Welt zu tragen.

Dieselbe Coronavirus-Krise, die Mainstream-, Traditions-, Evangeliums- und Pfingstkirchen daran gehindert hat, regelmäßige Gottesdienste abzuhalten, hat jedoch zu einigen Neuerungen bei der Durchführung von Gottesdiensten geführt. Die soziale Distanzierung und Abschottung ist zum Mittel geworden, um eine neue Normalität in kirchlichen Versammlungen und Outreach-Programmen einzuführen.

Die Konsequenz der extremen Maßnahmen, die die Regierung bisher ergriffen hat, war der Beweggrund für alle Neuerungen in den Ortskirchen. Auch wenn sich die Kirche in einer schwierigen Situation befindet, so muss die Ortskirche doch die Rundfunktechnologie nutzen, um die Welt mit der Botschaft der Hoffnung während der darauf folgenden Pandemiekrise zu erreichen.

Darauf aufbauend müssen sich die Kirchen mutig neu erfinden, um lebendig und nützlich zu bleiben oder der wachsenden Krise in schrecklicher Form zu begegnen. Deshalb hat die Pandemiekrise die Kirchen weltweit gezwungen, ihre Präferenzen und Praktiken in einer geschlossenen, von der Technologie dominierten Welt neu zu bewerten. Der kirchliche Wiederentdeckungsprozess hat bereits ihre Sicht auf eine Welt verändert, die mit Unsicherheiten konfrontiert ist.

Die Kombination von Streaming-Medien, Videokonferenzen und technologiegestützten Geräten hat den Dienst und die kirchlichen Dienste einem weltweiten Publikum zugänglich gemacht. Sie haben neue Wege beschritten, die durch die taktische Strategie der Technologie möglich wurden. Die

Fünftes Kapitel

Technologie ist zu der Brücke geworden, die die Kirche braucht, um weltweit in Verbindung zu bleiben.

Die Entstehung der virtuellen Kirche oder der Kirche ohne Backsteinmauern ist inmitten der Abschottung und sozialen Distanzierung zu einer Notwendigkeit geworden. Die virtuelle Kirche ist zu dem Medium geworden, das die Ortskirche braucht, um die Botschaft des Evangeliums in der Welt zu verbreiten. Die virtuelle Kirche hat den Gläubigen geholfen, die Spiritualität neu zu definieren, die Fähigkeiten der Kirche, Krisen zu überstehen, und die Unterstützung, die sie bei der Gemeinschaft der Gläubigen genießt, neu zu definieren.

Die Bedeutung der digitalen Technologie ist zweifellos das schnellste Mittel, um jede Person überall auf der Welt zu erreichen. Sie hat die Macht, länderübergreifende, kommunale, soziale, kulturelle, rassische und ethnische Grenzen zu überwinden. Daher ist die digitale Revolution eine multiethnische, multinationale, mehrsprachige und generationenübergreifende Plattform, die leicht jedes Haus, jede Nation erreichen kann. Die Krise hat die digitale Technologie als primäres Mittel zur Verbreitung des Evangeliums in den Vordergrund gerückt.

Die Kirche, die mit den digitalen technologischen Geräten ausgerüstet ist, füllt allmählich die Lücke und tritt ein, um die praktikabelste Option zu werden, die von den meisten Konfessionen zur Erbauung der Gläubigen genutzt wird. Dies hat viele Fragen über die Haltung der konservativ evangelikalen Kirche aufgeworfen, die die Spiritualität der Gläubigen durch den Besuch einer Kirche mit einer Backsteinmauerumgebung definiert. Einige glauben, dass eine Kirche ohne Backsteinmauer ein Nichtstarter und Usurpator ist. Diese Mentalität hat die Kirche der Möglichkeit beraubt, soziale Medien als Vehikel zu nutzen, um die Unerretteten zu erreichen.

Diejenigen, die solche Ansichten vertreten, weigern sich, die Tatsache in Betracht zu ziehen, dass die Kirche ihre weltweite

Fünftes Kapitel

Verbreitung den Werken von Menschen und Gläubigen verdankt, die von den Geräten der Technik angetrieben werden. Es waren vorausschauende Gläubige, die die Kirche dazu veranlasst haben, innovative Technologie für die evangelische Arbeit des Amtes einzusetzen. Die Konsequenz ihrer Bemühungen war die Verbreitung der Botschaft überall über viele nationale Grenzen hinweg.

Es war die Entdeckung der Technologie der Druckerpresse, die dazu beitrug, die Bibel für alle verfügbar und erschwinglich zu machen. Sie ermöglichte die Verteilung der Bibel an viele Nationen. Sie erhöhte auch die Alphabetisierungsrate nicht nur unter den Gläubigen, sondern weltweit. Sie bewirkte die Reformation und änderte gleichzeitig das Verständnis von der Rolle des Priestertums, was zu einem neuen und dauerhaften Wachstum der Kirche führte.

Der Einsatz der Rundfunk- und Medientechnik hat dazu beigetragen, dass das Wort Gottes die nationalen Grenzen ohne Einschränkungen überwinden konnte. Sie hat auch den Aufstieg großer kirchlicher Bewegungen, Erweckungen und persönlichkeitsgetriebenen Dienstes mit dem Aufstieg der Megakirchen ermöglicht.

Inzwischen gibt es Pastoren und Kirchenleiter, die den Einsatz digitaler Technologie im Dienst nicht begrüßt hatten. Aber die Nutzung sozialer Mediennetzwerke stand in vielen Diensten im Hintergrund. Für die Kirchengemeinschaft, die sich mit der persönlichen Welt der Smartphones und der Digitaltechnik befasst, ist dies nichts Neues.

In einigen extremen Fällen sind negative Reaktionen immer dann aufgetreten, wenn Pfarrerinnen und Pfarrer die Möglichkeit ankündigten, ein neues Konzept in Form einer digitalen Plattform in der Ortsgemeinde einzuführen. Es wurde von Fällen berichtet, in denen Pastoren sich geweigert haben, etwas Neues, wie die digitale Technologie, auszuprobieren, selbst wenn dies das Leben der Heiligen verbessern würde. In diesen Kirchen sind

Fünftes Kapitel

die Leiter und Mitglieder immer in der Defensive, ohne den Wunsch, etwas Neues auszuprobieren.

Pastoren und Pastorinnen werden neue Konzepte in den Diensten ausprobieren, einschließlich der Mitglieder, die auf der Suche nach neuen Dingen sind, die die Dienste verbessern könnten. In dieser Situation können Pfarrerinnen und Pfarrer alles einführen, was ein drängendes Problem mit Anhängern lösen könnte, die für die Veränderungen als ihre Leiter offen sind.

Trotzdem kann man immer noch eine Konfession finden, die die Überzeugungen, die die Heiligkeit und Spiritualität der Gläubigen definieren, einem Bischof oder Pastor überträgt. Sie betonen Standort und Gebäude als wichtig für die Definition einer echten Kirche. Sie sind der Meinung, dass der Glaube der Kirche noch schlimmer sei, wenn die durch die Rundfunktechnologie bedingte virtuelle Umgebung bei Kirchenversammlungen zugelassen würde.

Einige Denominationen definieren geistliches Wachstum eher durch den Input, der durch Versammlungen unter einem Pastor und die Beziehungen der Mitglieder gewonnen wird. Ohne zu verstehen, dass Gott der Herr durch diese Online-Botschaften tief in unserem Leben wirken kann, um seine Kirche zu vergrößern und wachsen zu lassen.

Die Verheißung des Herrn, die digitale Kirche zu benutzen, um die geistliche Gesundheit der Gläubigen zu erhalten, ist ein Thema geblieben, das von vielen Denominationen diskutiert wird. Es ist von den etablierten Kirchen weitgehend unbelehrt und stark vernachlässigt worden.

Die virtuelle Kirche kann durchaus erbauliche Erfahrungen mit verschiedenen Graden der Befriedigung machen. Doch das Ergebnis ist die Ausnahme und keine gleichwertige Alternative zu der Fähigkeit der Ortskirche, die Ganzheit zu erhalten.

Fünftes Kapitel

Die Frage betrifft den Unterschied zwischen unserer Zusammenkunft in einem Kirchengebäude, einem Treffen in Stadien, Restaurants und Bars oder einer Fahrt mit der U-Bahn. Die Frage ist ein gültiger, grundlegender und praktischer Hinweis auf die Fragen der Spiritualität und der Repräsentation der Kirche und der Religionsfreiheit der Gläubigen.

Im Laufe der Jahre hat die westliche Kirche jedoch ein Muster für den Gottesdienst entwickelt, das eine weltliche Sichtweise widerspiegelt und den Tendenzen der neuen Welle Rechnung trägt. In dieser Atmosphäre ist der Gottesdienst in den Mittelpunkt des Sonntags gerückt, mehr wie ein theatralisches und unterhaltsames Musical, das in einem Stadion aufgeführt wird. Er schränkt die Zeit, die einer Predigt gewidmet wird, oft ein, da der Grad der Aufmerksamkeit der Gläubigen sehr niedrig ist.

Heute interessieren sich die modernen Kirchgänger nicht mehr für die Kernlehren der Bibel, sondern suchen nach dem, was in den Augen aller akzeptabel und religiös korrekt ist. Beginnen wir damit, die Kirche zu definieren, indem wir Fragen stellen, die unseren geistlichen Geist provozieren könnten. Auf ihrer Suche nach einer Ortskirche, an der sie teilnehmen können, sind sie eher daran interessiert:

- ❖ Attraktive Gottesdienstmusik.
- ❖ Die physische Erscheinung des Pastors
- ❖ Wenn die Kirche Einrichtungen und Programme für Kinder anbietet.
- ❖ Wenn die Kirche ein Café und Mahlzeiten nach dem Gottesdienst anbietet.
- ❖ Wenn die Kirche Parkplätze und eine sichere Umgebung bietet.

Nun haben die Pandemiekrise und die Quarantäne all das geändert und neue Trends in der Suchkultur der Kirche hervorgebracht. Erstens hat die Krise die meisten physischen Elemente eliminiert, nach denen Gläubige bei der Wahl einer neuen Kirche suchen. Die Krise hat den Gläubigen Beschränkungen auferlegt, wenn sie nach dem besten Online-Dienst suchen, den sie finden konnten.

Nun haben die meisten Gläubigen in ihrem Bestreben, online schnell und befreiend eine geeignete Kirche zu finden, ihre Ortsgemeinde vorübergehend aufgegeben. Dies gilt ausdrücklich auch für diejenigen, die kleinere Kirchen besucht haben. Die meisten von ihnen haben ihre Ortsgemeinde verlassen, um die Kirche zu finden, die ihren Bedürfnissen am besten gerecht wird, mit einer virtuellen Umgebung, die ihre spirituellen oder Konsumbedürfnisse befriedigen könnte.

Jetzt ist es in Mode, dass Gläubige sich gegenseitig Listen von Kirchen zuschicken, um Botschaften zu finden, die den individuellen Vorlieben am besten entsprechen. Ihre Loyalität gegenüber der Ortskirche wird ihnen jedoch in keiner Weise abgesprochen oder in irgendeiner sinnvollen Weise aufgehoben. Immer mehr Gläubige, die nach Erbauung und geistlicher Kraft suchen, leiden darunter, dass sie vorübergehend durch die Krise verunsichert sind.

Im Internet verfolgen viele Gläubige die Kirche mit den interessantesten und ausgewogensten Botschaften, die an ihre spirituelle Entwicklung appellieren. Dabei geht es nicht darum, ihrer Ortskirche treu zu bleiben, sondern ein Programm zu finden, das die gleiche akzeptable Lehrsprache des Glaubens spricht.

In den meisten Fällen stützen sich Mitgliedschaft und Zuschauerzahlen nicht auf die Genauigkeit der Lehre oder die Loyalität gegenüber der Kirche, sondern auf die virtuelle Kirche mit den überzeugendsten und fesselndsten Botschaften. Dazu gehören die beworbene Musik und die verwendeten Marketingstrategien. So viele intelligente und überzeugende Führungspersönlichkeiten, die mit dem Glauben nichts zu tun haben, sind Komplizen der entstehenden virtuellen Kirchen.

Fünftes Kapitel

Mehr noch, sie kann die Kirchen dazu zwingen, Wege zu finden, ihre Dienste für die Gläubigen zugänglicher zu machen, ohne zu versuchen, die Botschaft des Evangeliums zu verändern. Denn viele virtuelle Kirchen nähren die biblisch uninformierten Gläubigen mit hochgradiger Spreu ohne Leben. Sie maskieren oft Online-Lehre mit trügerischen und gefährlichen Lehren, die sich weit von den Grundlagen des wahren Christentums unterscheiden.

Die virtuelle Kirche ohne Mauer hat viele weltliche Wohlfühlbotschaften adaptiert, meist als spirituelle Botschaften neu verpackt, um die Gläubigen anzusprechen. Die Redner mögen authentisch, radikal, demütig und gottesfürchtig wirken und das Christentum besser interpretieren. Dennoch haben sich die fünf grundlegenden Prinzipien, die die echte biblische Lehre definieren, nicht geändert. Diese sind:

- ❖ Die Irrtumslosigkeit und Unfehlbarkeit der Schrift.
- ❖ Die jungfräuliche Geburt Christi
- ❖ Das stellvertretende Sühnopfer Christi.
- ❖ Die leibliche Auferstehung Christi.
- ❖ Die Authentizität der Wunder
- ❖ Die leibliche Wiederkunft Christi

Laut Statistik suchen Gläubige in der virtuellen Kirchenkultur eher nach Kirchen, die auf weniger lehrmäßig fundierter orthodoxer Lehre basieren. Sie frönen auch dem Predigen der Kirche mit lehr mässiger Genauigkeit. In einem begrenzten Fall kann die virtuelle Kirche nicht alle Kriterien derer erfüllen, die nach einer tiefen, verantwortlichen Beziehung zum Herrn Jesus hungern.

Die virtuelle Kirche bietet die Umgebung einer nicht-physischen Beziehung, die unbefriedigend und sehr unangenehm für viele verletzte Gläubige ist. Die virtuelle Kirche kann kein geistliches Sicherheitsnetz bieten, um die Gläubigen zu schützen und von falschen Lehren fernzuhalten. Das alarmierendestes Phänomen in der virtuellen Kirche ist der Mangel an

Fünftes Kapitel

fürsorglicher und vertrauenswürdiger biblischer Leitung, die die Kirche in einem sozialen Umfeld beaufsichtigen kann.

Stattdessen sehnen sich die Gläubigen in dieser Umgebung nach einem Wohlfühl-Nest ohne die Aufsicht eines physischen Leiters. Die Betrachter der virtuellen Kirche fühlen sich wohl mit der Selbsthilfe, die ihnen beim Verständnis der Heiligen Schrift geboten wird. Die und regulierte virtuelle Kirche kann ohne Leben zu einer Gemeinde am Toten Meer werden. Sie kann ein Beispiel dafür werden, wie eine nicht-lebensspendende Kirche aussieht. Denn viele Zuschauer haben Schwierigkeiten, sich auf den Herrn Gott und seine Gegenwart in einer virtuellen Kirchenumgebung zu konzentrieren.

Dies ist die Umgebung ohne das Leben des Heiligen Geistes, die für den Konsum weltlicher Inhalte bestimmt ist. Außerdem kann die virtuelle Kirche täglich eine Vielzahl von Programmen mit Musik, Podcasts, Kurzbuchverkäufen und Predigten für Verbraucher anbieten, allerdings mit weniger Spiritualität.

Schließlich wird die digitale Kirche durch die rechnerische Stärke der Mitgliedschaft im breit angelegten Virtualisierung Sprosses definiert und weniger durch die Spiritualität der Zuhörer. Die virtuelle Kirche Christi baut oft auf dem Zuschauermodell auf, das sich schließlich in einer Partnerschaft und Mitgliedschaft in der Ortskirche niederschlägt.

In einigen extremen Fällen könnten sie die persönliche und korporative Beziehung zum Herrn Jesus in der virtuellen Kirche durch die Förderung der individuellen Persönlichkeit des gastgebenden Pastors behindern. Das hat auf der einen Seite zu Konflikten zwischen denen geführt, die an Mäßigung glauben, und denen, die eine voll ausgedrosselte Kirche wollen.

Es gibt jedoch diejenigen im Umfeld der virtuellen Kirche, die das Christentum mit einem neuen liberalen und spirituellen Ansatz neu definieren, statt mit der Theologie des Konservatismus. In diesen Fällen versuchen die Leiter einer

Fünftes Kapitel

solchen virtuellen Kirche nicht mehr, in ihrem Bemühen, die Kirche benutzerfreundlicher zu gestalten, an den traditionellen orthodoxen Ansichten festzuhalten. Das Ergebnis ist die Schaffung einer Form des Christentums, das sich mit dem Mainstream-Glauben in Konflikt befindet.

Leider sind heute viele virtuelle Kirchen in einen eigennützigen Modus verfallen, statt in Christus-zentrierte Dienste zur Förderung des Reiches Gottes. Viele bleiben am äußersten Rand am Rande des christianisierten Heidentums und Ritualismus gefangen.

Einige haben ein System aufgebaut, das nicht den endgültigen biblischen Begriff für theologische Themen im Zusammenhang mit dem Glauben verwendet. Sie lehnen es ab, die Sprache der Gewissheit bei der Beschreibung der grundlegenden Glaubensvorstellungen zu verwenden. Einige nehmen offen Mehrdeutigkeit im Ausdruck des Glaubens an, während sie alle Formen der aussagenlogischen Wahrheit als Grundlage für die Lehre ablehnen.

Es bleibt dabei, dass diese Kirchen zu strittigen Themen wie Transgenderismus und Homosexualität nicht die richtige Aussage machen können. Sie stehen dem Thema Hölle und Höllenfeuer gleichgültig gegenüber. Oft würden sie es immer vermeiden, direkte Antworten auf die Fragen des Glaubens zu geben.

Das ist die Farbe und Taktik der religiösen Verkleidung. Sie agieren oft als das religiöse Chamäleon und die Meister der Verkleidung. Sie wechseln ihre Farbe nach Belieben, je nachdem, worüber sie sprechen und mit wem sie sprechen.

Im Extremfall könnte die entstehende virtuelle Kirche für verschiedene Menschen verschiedene Dinge bedeuten, wenn es keine Richtlinien gibt. Das trifft auf Kirchen zu, die die Autorität der Schrift nicht mit einem christlichen System von Glauben und Praxis betonen. In einigen virtuellen Kirchen müssen Sie sich nicht an irgendeine Ordnung halten, um an dem laufenden virtuellen Gespräch teilzunehmen.

Die Ortskirche kann ihre Macht und ihre Verluste, ihre Autorität und ihren Ausdruck anstelle der Vormachtstellung der virtuellen Kirche aufgeben. Wo jeder Sinn für unternehmerische Verantwortung verschwindet, ersetzt durch die personifizierte Unabhängigkeit und Bequemlichkeit der virtuellen Kirche in unserer egozentrischen Kultur.

Seit vielen Jahren stehen die amerikanischen Kirchen bei dieser Revolution an vorderster Front. Sie haben dort eine virtuelle Welt von kirchlichen Schauplätzen geschaffen. Darüber hinaus haben sie das System perfektioniert, indem sie es mit den Einrichtungen der Welt perfektioniert haben, die weltweit in Betrieb ist und funktioniert. Die tele-evangelische Kirche ist ein herausragendes Beispiel für diese Bewegung, die das digitale System zu ihrem Vorteil nutzt.

Die Krise hat die virtuelle Kirche für diesen Moment weltweiter Turbulenzen durch den Aufbau von Ämtern, Gemeinden um die persönlichen und Nutzerinitiativen herum statt durch den christlich-zentrierten Glauben vorbereitet. Das macht die virtuelle Kirche für die neue Generation von Suchenden so attraktiv, weil sie eine Spiritualität zum Aussuchen und Mischen ist.

In der virtuellen Welt können die Teilnehmer ihre eigenen Erfahrungen, Überzeugungen, Ideologien, Philosophien, Praktiken und Ideen einbringen und sich mit anderen austauschen. Jeder kann tun und glauben, was immer ihm gut tut.

Die Vorteile der virtuellen Welt liegen darin, dass sie den folgenden Aspekt der Kirchenverwaltung verbessern kann:

- ❖ Biblische Lehre
- ❖ Evangelisation und Einsätze
- ❖ Geben

Fünftes Kapitel

- ❖ Bildung von Kirchen- und Dienstgruppen.
- ❖ Die Entwicklung von Leitern.

Die Kirche und Fernunterricht

Die gegenwärtige Coronavirus-Krise hat die Welt ein Stück näher an die Grenze eines neuen Territoriums gebracht, das durch soziale Distanzierung und das Tragen chirurgischer Masken bei jeder zivilen Beteiligung definiert wird. Dies kommt um den Preis einer Einschränkung der sozialen Rechte und Freiheiten, die von der Verfassungsordnung vieler Nationen garantiert werden. Jetzt erleben wir aus erster Hand, was es bedeutet, wenn Straßen, Geschäfte und Kirchen leer stehen oder teilweise mit Menschen gefüllt sind.

Die Krise wirft auch viele grundlegende Fragen in unseren Glaubensgemeinschaften auf, stellt jeden Aspekt der Durchführung von Gottesdiensten in Frage und evangelisiert die Welt. Die Auswirkungen auf das spirituelle, soziale und wirtschaftliche Profil der Gläubigen erfordern einen neuen und wirksamen Ansatz, um die deprimierende Situation unter Gläubigen und Nicht-Gläubigen einzudämmen.

Dies hat die Frage nach einem alternativen Ansatz aufgeworfen, der die verfügbaren technischen Lösungen einbezieht, um die Lücken in der Lehre und im Dienst an der Kirche in dieser Zeit zu schließen. In dieser Hinsicht hat die säkulare Welt viele Möglichkeiten, die die Kirche nutzen kann, um ein breites Publikum mit der Botschaft des Evangeliums in einer an die individuellen Bedürfnisse der Gläubigen angepassten Weise zu erreichen. Daher ist das einzige wirksame Mittel, um andere mit der Lehre und der Botschaft der Hoffnung zu erreichen, der Einsatz eines revolutionären Fernunterrichts.

Die Technologie des Fernunterrichts ist eine Lehrplattform, die die digitale Welt bietet, um jeden Haushalt mit qualitativ hochwertigen Lehren zu erreichen, wie in der Atmosphäre eines

Fünftes Kapitel

Klassenzimmers. Diese innovative Technologie macht die Lehrindustrie kompakt mit einer weitreichenden Wirkung, die mit der Wirkung des traditionellen Klassenzimmers konkurrieren oder diese sogar übertreffen kann.

In der vorherrschenden Atmosphäre kann die Kirche die digitale Technologie in vielen Bereichen ihrer Gottesdienste einsetzen, z.B. beim Unterrichten der Gläubigen, beim Erreichen der Verlorenen, bei der Durchführung des Gottesdienstes und bei der Beratung der Gläubigen. Auch können Kirchenführer und Gläubige dieselbe Plattform nutzen, um ihren Glauben zu praktizieren und sich bei der Erfüllung des großen Auftrags mit der Öffentlichkeit in Verbindung zu setzen.

In vielerlei Hinsicht haben das Predigen und Lehren mit der Technologie des distanzierenden Lernens Vorteile, die sich quer durch alle Bereiche ziehen. Die webbasierten Video-Telekonferenzen können neue Möglichkeiten bieten, sich miteinander zu verbinden und sich für kreative Reaktionen der Teilnehmer einzusetzen. Sie ermöglicht es der Kirche auch, das Evangelium bis in die entlegensten Winkel der Erde zu bringen, ohne die Verbote, in irgendein Land zu reisen, beachten zu müssen. Sie ermöglicht es der Kirche, sich auszudehnen und weite Landstriche zu erreichen, die von pastoralem Personal oder Ressourcen nicht ausreichend versorgt werden.

Der Einsatz dieser Technologie kann den Segen der Kirche direkt in die Häuser der Gläubigen und Teilnehmer bringen und in Krisenzeiten, in denen die Menschen zur Verzweiflung neigen, das Licht Christi erhellen. Die Digitalisierung der Kirche ermöglicht es uns, die Botschaft der Hoffnung in einer leidenden Welt zu verbreiten. Ausdrücklich an diejenigen, die bis zu diesem Zeitpunkt lange ignoriert und unterverdient wurden. Deshalb müssen wir uns die Zeit nehmen, einen alternativen Plan zu entwickeln, um die beste Plattform für diese Botschaften zu verwirklichen.

Fünftes Kapitel

Da es in unserem technologischen Zeitalter keine Entfernung gibt, kann die Kirche daher die Vorteile des Fernunterrichts oder virtueller Gottesdienste nutzen. Wo Gläubige in der Umgebung einer virtuellen Kirche leichter interagieren können, mit dem Eifer, auf die einfachen Bedürfnisse anderer einzugehen. Es verherrlicht unseren auferstandenen Herrn Jesus Christus, wenn Gläubige in der Kraft des Heiligen Geistes eine Liebesbeziehung zeigen.

Einige Unterschiede

Beim Fernunterricht gibt es einen wesentlichen Unterschied zwischen dem Modell der Ortskirche und dem der Online-Kirche. In der virtuellen Umgebung loggt sich jemand auf einer Website ein, um einer Lehrveranstaltung zuzuhören oder den Herrn anzubeten. Wenn man jedoch einen Gottesdienst über den Fernseher, Laptops und Smartphones anhört oder anschaut, entsteht eine einzigartige Atmosphäre aus der Erfahrung eines physischen Gottesdienstes der Kirche.

Es ist jedoch ein neuartiges Erlebnis, wenn sich ein Gläubiger in einen gemeinsamen Online-Lehr-, Predigt- oder Gottesdienst einloggt. Die Gottesdienste der Ortskirche umfassen den Austausch von Grüßen, den Austausch von Freuden und Befürchtungen, Lobpreis, Gebete und Gesang sowie das Geben von Geschenken. Mehr oder weniger zieht es echte Gläubige in eine kirchliche Gemeinschaft, weil sie Erfahrungen austauschen und in Verbindung bleiben müssen.

Die Ereignisse der heutigen Zeit machen deutlich, dass wir als Gläubige in interessanten und herausfordernden Zeiten leben, die vom Brunnen der Erfrischung und Erneuerung des Heiligen Geistes getragen werden. In dieser Situation müssen die Gläubigen wissen, dass die virtuelle Kirche nicht ein Ergebnis des Coronavirus ist, sondern seit Jahren im hinteren Teil des Gartens wächst und außer Sicht ist. Das prognostizierte Wachstum wird sich voraussichtlich fortsetzen, bis der Herr für seine Kirche kommt.

Fünftes Kapitel

Die virtuelle Kirche fügt sich gut in das Wachstumsmuster der Dienste ein, die die ungläubige Welt mit Zugang zum Internet versorgen, vor allem in den Ländern, die für starke Verfolgung gegen den Glauben bekannt sind. Heute steht die virtuelle Kirche wegen der Krise im Rampenlicht der Anerkennung.

Aufwertung der digitalen Kirche.

Vor Jahren gab es ein gewichtiges Argument für und gegen die Kirche, die sich der unbekannten Welt des Fernsehens zuwandte und glaubte, dass das Christentum das Schlimmste von ihr sein würde. Das führte zu vielen negativen Kritiken in der Medienwelt. Heute wird im Vergleich mit der unbekannten Welt der digitalen Technologie deutlich, dass sich die Welt in ihren Aussichten sehr verändert hat. Nur in einer Welt, die von den Schrecken der Pandemiekrise eingeholt wurde.

Jetzt, wo die Pandemiekrise hart zuschlägt, mit Schließungen und sozialer Distanzierung, die die Gemeinschaft dazu zwingen, Strategien zu starten, die die Welt mit der Botschaft erreichen können. Dies sind die Umstände, die zur Entstehung der virtuellen Kirche geführt haben, die digital jeden Winkel der Erde erreicht.

Da es nur begrenzte Möglichkeiten gibt, die es besser machen können, ist das virtuelle Konzept zu einer unvermeidlichen Schöpfung geworden, um die Gläubigen inmitten der Abriegelung und der sozialen Distanzierung zu erreichen. Selbst dann ist es eher ein aktiver Helfer in Krisenzeiten. Darüber hinaus ist es der beste Ersatz, den die Ortskirche braucht, um die gute Nachricht in der Welt zu verbreiten.

Die virtuelle Kirche ist ein Konzept, das auf der digitalen Verbreitung des Wortes der Wahrheit beruht, das diejenigen erreicht, die auf der Suche nach der Erkenntnis Gottes sind. Es sind die elektronischen Hände der Testamente, die der

Fünftes Kapitel

ungläubigen und der gläubigen Welt entgegengestreckt werden. Zu diesem Zweck ist die virtuelle Kirche eine Plattform, die Entfernungen in Gemeinschaft mit Gläubigen überbrückt. Sie ist ein elektronisches Tor, das die Massen ohne Hindernisse irgendwelcher Art erreicht. Sie ist eine Einrichtung, die der Ortsgemeinde helfen kann, den Plan Gottes auf Erden zu erfüllen.

Es gibt jedoch nach wie vor viele Unterschiede zwischen der Ortskirche und der virtuellen Kirche. Der wichtigste Aspekt betrifft die Ebene der Spiritualität, die in beiden Arrangements zu finden ist. Die virtuelle Kirche hat die einzigartige Fähigkeit, rasch in der Breite und Weite zu wachsen, aber nicht in der spirituellen Tiefe. Sie kann nicht dem Standard der Ortskirche entsprechen, wenn es darum geht, die spirituellen und emotionalen Bedürfnisse der Gläubigen zu befriedigen.

Die Krise von heute hat vielfältige Zuschauer und Anhänger hervorgebracht, die sich den Online-Kirchen ohne Unterschied in Massen anschließen. Das bedeutet jedoch nicht, dass sie auch Mitglieder werden, denn es kann eine Weile dauern, bis die Ortskirche als Glieder des Leibes Christi verbunden ist.

Die Aufgabe, eine einfache, aber vollständige digitale Lösung zu schaffen, die die Zuschauer mit der Bibel und der Kraft Christi in Berührung bringt, ist nicht so einfach, wie es sich anhört. Die digitale Technologie hat ihre Grenzen in der Nutzung als Plattform für die Virtualisierung der Kirche. Auch wenn die Websites der Kirche ihre Möglichkeiten erweitert haben, so dass die Gemeinde weiterhin funktionieren und kommunizieren kann, auch wenn sie Meilen und einen Kontinent voneinander entfernt sind.

Daher muss die digitale Lösung für die Kirchen vollständig umstrukturiert und feinabgestimmt werden, um in allen Bereichen effektiv zu sein. Die Kirchen, die digitale Dienste nutzen, müssen bestimmte Kriterien erfüllen, um tiefere Verbindungen zwischen den Kirchenmitgliedern zu

Fünftes Kapitel

ermöglichen. Die Plattform muss den Kirchenleitungen helfen, kirchliche Aktivitäten durchzuführen und online zu kommunizieren.

Indem sie die folgenden Fähigkeiten in den Bereichen zur Verfügung stellt:

- ❖ Durch die Anordnung von Predigten und Lehren entsprechend dem vertikalen Stand der Reife der Gläubigen.
- ❖ Online-Treffen von Jugend- und Erwachsenengruppen, die auf Wachstum ausgerichtet sind.
- ❖ Verbindung mit der Gemeinschaft und der Welt in einer Christus-zentrierten Atmosphäre.
- ❖ Veröffentlichung von Kommentaren, um Fragen zu beantworten und ein neues Licht auf die Predigten zu werfen.
- ❖ Austausch von Botschaften, persönliches und soziales Engagement
- ❖ Direkt-Mail-Kommunikation mit Kongressabgeordneten.
- ❖ Optionen für Live-Streaming.
- ❖ Rückmeldungen, Berichterstattung, Wartung und Analyse.

Und zwar unabhängig von der Größe der Kirche, von der Kleinkirche bis zur Megakirche. Die Virtualisierung muss der Notwendigkeit Rechnung tragen, Videos hochzuladen, E-Mails zu versenden und mit den Zuschauern zu chatten. Die virtuellen Lehrer müssen Gebetsanliegen senden und empfangen und Gottes Wort weitergeben. All dies geschieht ohne die Hilfe einer Website Dritter.

Inmitten der Pandemie erleben viele Kirchen ein exponentielles Wachstum mit neuen Zuschauern oder Menschen, die sich online anmelden. Zu den meisten Zuschauern gehören die Stammgäste dieser Kirchen und die

Fünftes Kapitel

Mitglieder anderer Kirchen. Pfarrer und Bischöfe müssen also wissen, dass sie vielleicht nicht Ihr Volk sind, sondern neue, neugierige, ehemalige Gläubige, Atheisten und Agnostiker, die der geistlichen Betreuung bedürfen.

Die Online-Kirche ist kein neues Phänomen. Sie ist kein neues und unentdecktes Territorium, das die Kirche noch nicht erobert hat. Sie ist auch kein Hindernis für physisches Wachstum, sondern eine beispiellose Gelegenheit, die Welt zu erreichen. Die Grenzen zwischen der digitalen und der physischen Kirche sind an vielen strategischen Punkten so eng, dass beide zukünftige Trends aufzeigen können.

Die virtuelle Kirche ist das Gesicht der künftigen Ausrichtung der Ortskirche. Sie zeigt nicht nur die kommenden Trends, sondern auch die erwarteten strukturellen Veränderungen in der Kirche nach dem Coronavirus. In der virtuellen oder Online-Kirche gibt es keine Grenzen. Sie geht über zeitliche, geografische und physische Grenzen hinaus, die die physische Kirche nicht erreichen kann. Das heißt, die Kirche ist jederzeit und überall aktiv, ohne Einschränkung und ohne Gebäude, und manchmal auch persönlich, wenn die Örtlichkeit hilfreich ist.

Der Vorteil der digitalen Kirche ist so groß; die Realität, Tausende oder Millionen von Menschen mit dem Telefon in der Hosentasche zu erreichen, ist jenseits aller Worte. Wo die Kosten für die Gottesdienste fast vernachlässigbar sind. Die virtuelle Kirche hat weniger Arbeitskräfte, ist weniger zeitaufwendig, weniger bedrohlich und teuer und viel billiger und einfacher.

Die Online-Besucherzahlen in der Kirche könnten sich in die Höhe schnellen, wenn mehr Menschen zuschauen, aber das wird sich nicht in einer Zunahme der physischen Kirche niederschlagen. Da es keine Grenzen gibt, mag dies im Vergleich zum Wachstum der Megakirchen ebenso illusorisch sein. Die Menschen, die online sind, widmen sich weniger einer von

Fünftes Kapitel

ganzem Herzen kommenden Verpflichtung gegenüber der Herrschaft Christi.

Viele andere sehen in der virtuellen Kirche vielleicht eine Notlösung, ein Marketing- und Verbraucherereignis. Andere nehmen sie vielleicht als einen schnellen Schuss in den Arm wahr, als einen Steroidschub, um die Seele zu erheben. Selbst als ein Prozess, der ihren Alltag nicht in Frage stellt.

Die digitale Kirche kann an vielen Fronten funktionieren, um Menschen zum Glauben zu rufen oder Menschen zu gewinnen. In ihrer Berufung zur Welt hat die Kirche folgende Merkmale:

- ❖ Es ist ein Aufruf zu einer Kirche ohne Mauern
- ❖ Die Kirche ist ein vorübergehender Treffpunkt, der eine Zeit lang andauert.
- ❖ Es ist ein Aufruf, einen leichten Zugang zu den vorgefertigten Gottesdienst- und Lehrerfahrungen zu haben.
- ❖ Es ist ein Aufruf an eine Kirche, die keine physische Gemeinschaft hat, außer das sie über ein physisches Gebäude der Gemeinschaft verfügt.
- ❖ Es ist ein Ruf zu einer Kirche ohne klar umrissenen Auftrag, es sei denn, sie ist der Arm einer größeren physischen Kirche.
- ❖ Es ist ein Aufruf zu einer Kirche ohne Verpflichtung, Disziplin und Korrektur.
- ❖ Es ist ein Aufruf, sich Menschen anzuschließen, die am Besuch einer Ortsgemeinde, die ihren Fokus, ihre Anziehungskraft und Wirksamkeit verloren hat, desinteressiert sein könnten.

Deshalb können sich digitale Kirchen nicht bewähren, wenn sie ihren Glauben nicht auf das Wort Gottes gründen, sondern auf die Lehre von der Förderung des Menschen. Dies gilt umso mehr, wenn sie sich in der New-Age-Religion auskennen, die mit einer Dosis christlicher Lehren gewürzt ist. Die virtuelle Kirche kann bald ein Haus werden, das ohne Unterstützung auf einem sandigen Fundament gebaut wird. Die virtuelle Kirche kann die Besucherzahlen steigern, aber innerlich leer und geistlich unfruchtbar und anfällig für Misserfolge sein.

Die virtuelle Kirche kann die Ortskirchen oder kleine Gruppen von Gläubigen halten, die sich täglich über die Plattform der digitalen Kirche an die Nationen wenden. Die Verbindung besteht durch den Herrn, der die Gläubigen durch den Geist Gottes sanktioniert hat.

Während der ganzen Krise, die physisch distanzierende Maßnahmen mit sich brachte, bleibt das Band des ewigen Geistes Gottes doch fest und verbindet getrennte Gläubige. Der Leib Christi hat ein festes Fundament, und nichts wird die Gläubigen je von der Liebe Gottes trennen. Die wahren Kirchen sind Häuser, die auf dem Felsen, dem Fels der Zeitalter, gebaut sind.

Es ist jedoch richtig, dass sowohl virtuelle als auch örtliche Kirchen evangelikaler und missionarischer sind, dass sie rund um die Uhr mit Treffen vor Ort präsent sind und kontinuierlich Zeugnis ablegen, um die Gläubigen zu erbauen. In diesem Fall kann die Ortskirche ihre Präsenz in der Arena der digitalen Welt als eine Brücke übersetzen, um die hungrigen Gläubigen und die wartende Welt der Verlorenen zu ernähren. Die Kirche muss eine Tankstelle für alle Gläubigen sein, die sich für Seelengewinnung und spirituelles Wachstum einsetzen.

Eine digitale Kirche ohne den richtigen Leiter mit Führung kann zu einer virtuellen Gemeinschaft auf einer wöchentlichen oder täglichen egozentrischen Plattform werden. Das bietet dem Verbraucher einen Anhaltspunkt für die Hebung des Fleisches. Sie kann zu einem virtuellen Zentrum des christlichen Hedonismus werden, das die Freude der gefallenen Natur befriedigt.

Fünftes Kapitel

Die entstehende Kirche und die Eine Weltregierung

Die durch die Pandemie ausgelöste globale Krise hat uns an den Rand einer neuen Ära gebracht, indem die Architekten der Eine-Welt-Regierung das wirkliche globale Dorf mit Nachdruck in Kraft gesetzt haben. Die Krise hat weit mehr Möglichkeiten für diejenigen geschaffen, die das finstere Programm der Globalisierung und die rasche Umsetzung des daraus resultierenden Prozesses vorantreiben.

Wie man gesehen hat, haben sich die Weltregierungen nun unter dem Schirm der Pandemiekrise zu einer Einheit zusammengeschlossen, um Pläne für die Menschheit auszuarbeiten. An der Spitze dieses Experiments stehen die gesichtslosen Individuen, die sich selbst als die herrschenden Eliten mit liberalen, säkularen, religiösen und ideologisch motivierten Individuen betrachten.

Die Gruppe hinter diesem finsteren Schritt sind diejenigen, die sich selbst als fortschrittlich, liberal und aufgeschlossen, intellektuell konservativ und spirituell aufgeklärt betrachten. Sie identifizieren sich vielleicht als Christen, aber in vielerlei Hinsicht weit entfernt vom wahren Christentum und der Welt der Gläubigen. Diese treiben die Agenda der Globalisierung voran und übernehmen die Führung bei der Bildung der einen Weltreligion und Regierung, die als neue Weltordnung bezeichnet wird.

Definition der Globalisierung

Das meistgehasste Wort in der Sprache der Nationalisten und Populisten ist Globalisierung und alle damit verbundenen Begriffe. Die selbsternannten Verteidiger des Freihandels und des Kapitalismus, die unter den geschützten Werten der einzelnen Nationen brüten, hassen dieses Wort unter Vorspiegelung falscher Tatsachen. Die autokratischen, populistischen Führer hassen die Globalisierung, weil er ihr Antagonist ist. Weil er für all die Dinge steht, die sich der populistischen Idee widersetzen, die Kontrolle über ihre Nationen zu erlangen. Die falsche Vorstellung, die Kontrolle über die nationale Souveränität zu verlieren, ist ein Grund im Voraus für den krankhaften Hass auf die Globalisierung.

Aber die europäischen Länder glauben unterschiedlich an die Errichtung eines einzigen europäischen Staates. Sie glauben fest an den Globalisierungsprozess, der mit dem Einzelstaatsexperiment der europäischen Nation, der Europäischen Union, begann.

Der beste Weg, die Globalisierung im richtigen Kontext zu verstehen, besteht jedoch darin, die Welt als ein Dorf zu sehen, das durch eine einzige Straße verbunden ist, die nach innen führt. Daher definiert Globalisierung oder Globalisierung als Weltregierungssystem das Zusammenwachsen oder die Vereinigung der politischen, kulturellen, religiösen, wirtschaftlichen und technologischen Systeme unter einem einzigen Oberbegriff. Es ist die strukturelle Vereinigung aller Nationen unter einem einzigen Oberbegriff.

Die Organisationsstruktur des Ein-Welt-Systems bietet allen Nationen ein vereinigtes System anstelle des individualistischen Ausdrucks einer einzelnen Nation. Die Global Player des Eine-Welt-Systems glauben an eine verstärkte Vernetzung zwischen Nationen und Menschen. Es handelt sich um ein unilaterales System, bei dem die kontrollierende Machtstruktur dieses Arrangements in einer einzigen Quelle ruht. Es ist eine von oben nach unten gerichtete Struktur, deren Autorität durch die wenigen aufgeklärten Machtmakler nach unten gerichtet ist. Die globale Machtstruktur ist ein System, das so programmiert ist, dass es von einem zentralen Ort als Kommandozentrale über viele Standorte hinweg operiert.

Die Architekten der Globalisierung können ein einfaches Wort und einen Ausdruck verwenden, dessen Bedeutung so verschwommen ist, dass die fragenden Augen nicht verstehen können, was daraus gefolgert wird. Dies sind Taktiken, die dazu dienen, die Bevölkerung über das Ziel und die Ziele der Organisation in Unkenntnis zu halten. Sie könnten Begriffe wie Allgemeine Regierungsführung anstelle der neuen Weltordnung, Welthandel anstelle des einen Welthandels verwenden. Alle sind nach wie vor gleich, was den Zweck und die Instrumente der Ausführung betrifft. Außerdem drehen sich alle um den gleichen Zweck in Umfang und Verständnis.

Das Ziel der Globalisierung ist die Bildung der politischen Eine-Welt-Regierung, die Seite an Seite mit der Eine-Welt-Religion als der wichtigsten Regierungsbehörde der Welt existiert. Die Globalisierung drückt sich oft in unterschiedlichen Beziehungen aus, die alle Bereiche des menschlichen Strebens umfassen.

Heute sind viele Ausdrücke der Globalisierung gebräuchlich, wie wirtschaftliche Globalisierung, politische Globalisierung und religiöse Globalisierung. Die gefährliche Höhe dieses Systems ist, wenn die drei Arme vollständig als ein Körper mit einer unzerbrechlichen Einheit zusammenlaufen.

Seit einiger Zeit gibt es jedoch einen Vorstoß gegen die Globalisierung von Seiten der radikalen politischen und religiösen Rechtsextremen Bewegung, die die Bibel als Leitfaden benutzt. Alle politischen Äußerungen und Organisationen, die sich dem Beginn des Prozesses widersetzen, gründen ihre Ansichten auf den Autoritätsverlust, die biblische Offenbarung und das nationale Interesse ihrer jeweiligen Länder.

Eine globale Pandemiekrise hat jedoch all dies verändert und den Weg für mehr Integration und Zusammenarbeit zwischen den jeweiligen Staaten geebnet. Die Krise bot eine ausgezeichnete Gelegenheit für die Globalistisch, den architektonischen Rahmen für ihre Idee zu schaffen. Die Pandemie war der Deckmantel für die Förderung der globalen

Fünftes Kapitel

Einheit und des Friedens. Daher waren das Eintreten für die Eine-Welt-Regierung, die Pandemie-Krise und die Zerstörung, die sie vorgibt, ein guter Grund, ihre versteckte Agenda zu fördern.

Die Globalistisch verkaufen die drohende Zerstörung der menschlichen Spezies durch die Pandemiekrise. Er interveniert mit einer massiven Impfung, um die Pandemie zu stoppen. Viele Nationen entwickeln schnell Impfstoffe und Strukturen für die globale Verteilung, um Leben zu retten. Dies könnte die Welt schließlich in eine neue, global geordnete Gesellschaft verwandeln, die ihren Zusammenhalt in einer auf Dauer angelegten globalen Reaktionskultur findet.

Die neue Weltordnung erfordert ein Vehikel, um die Anekdote zu erzählen. Die am besten geeignete Plattform für diesen Prozess ist die eine Weltreligion unter der heidnischen globalen Kultur. Dies ist ein System, das gedeihen und eine erfolgreiche Umsetzung gewährleisten kann. Das Rad und der Motor des Lieferfahrzeugs könnten der virtuellen Kirche mit einem globalistischen Theologen ähneln.

Auch hier könnte die heutige Neudefinition des Christentums zu einem Mittel werden, das der Globalist benutzt, um uns zur Eine-Welt-Religion zu führen. Das Konzept der Eine-Welt-Religion hat mit dem Evangelium, das die Apostel im Neuen Testament verkündet haben, nichts zu tun. Dem Eine-Welt-Ermöglichter hat ein humanistisches Evangelium geschaffen, das von jedem Konzept befreit ist, das auf das Blut und die Kraft des Kreuzes Jesu hinweist. (Galater 1,6-7).

Daher kann die digitale Kirche das Instrument der Wahl sein, das der Globalistisch braucht, um den kirchlichen Globalisierung zu schaffen. Denn sie bauen die virtuelle Kirche um die verführerische Macht der Medientechnologie und der künstlichen Intelligenz herum. Die virtuelle Kirche könnte aussehen wie das Lamm, aber mit der abstoßenden Macht des

Fünftes Kapitel

Drachens. Sie könnte unser Fleisch und die Wünsche der hemmungslosen Natur verführen, fesseln und an sie appellieren.

Außerdem könnten die Globalistischisch die virtuelle Plattform nutzen, um die neue religiöse Doktrin der Welt zu verbreiten, damit sie unter den Schirm der politischen Klasse kommt. Die neue globale Gesellschaft, die unter diesen Bedingungen entstehen wird, erfordert von der Menschheit die Entwicklung eines neuen Bewusstseins und einer neuen Form der Spiritualität im Einklang mit den Grundsätzen des neuen Glaubens.

Es gibt jedoch neu entstehende virtuelle Kirchen, deren Schwerpunkt auf weltlichen Dingen und den Dingen der säkularen Welt und nicht auf Christus liegt. Für diese Kirchen ist der große Auftrag, Seelen zu gewinnen, an zweiter Stelle nach der aktiven Beteiligung an der Errichtung einer neuen Weltordnung des Zusammenlebens getreten.

Diese Ideen passen zu den Kernüberzeugungen der Pseudokirchen, die ihre Wurzeln in den heidnischen und religiösen Netzwerken des New Age haben. Diese Gruppen, die eine universelle Religion der Inklusivität und Toleranz errichten wollen, nennen die eine Weltreligion. Sie fungieren als Wegbereiter für die Einführung der allumfassenden Religion, die als Eine-Welt-Religion bezeichnet wird.

All dies passt in das Muster der entstehenden virtuellen Kirche, die glaubt, dass sich im Christentum eine strukturelle Verschiebung hin zu einer toleranteren und liberaleren Kirche vollzieht. Viele in diesem Umfeld sind der Ansicht, dass eine neue spirituelle Ära vor der Geburt steht, wie die Reformation im 16. Jahrhundert, als Luther die päpstliche Autorität herausforderte.

Jahrhundert, als Luther die päpstliche Autorität herausforderte. Die Globalisierungsinitiative kann die digitale Kirche nutzen, die Inhalte und Kontrolle von einem nationalen oder lokalen Standpunkt aus an ein globales oder Online-

Fünftes Kapitel

Publikum verbreitet. Sie könnten sich auf dieselbe globale Struktur stützen, um ihre Doktrin der Inklusivität zu verbreiten. Ohne Mühe können sie die Agenda der Globalistisch mit glänzendem Erfolg wiederholen.

Es ist leicht, die virtuelle Kirche in der gegenwärtigen Atmosphäre theologischer und religiöser Verwirrung zu bewaffnen und anzupassen, um einer globalen Agenda zu dienen. Die Botschaft als Instrument benutzen, um den spirituellen "Gott" im Herzen des Menschen zu finden. Da sich viele der Lehren des neuen Zeitalters darauf konzentrieren, dass der Mensch ein Gott ist, hat dieser die schöpferische Kraft, das zu verwirklichen, was er sich wünscht.

Außerdem könnten die Gesichter hinter der ungeprüften Digitalisierung der Kirche den Prozess nutzen, um den Zuschauern eine mystische und spirituelle Erfahrung zu bieten. Auf diese Weise kommen die Betrachter mehr in Kontakt mit einem geschaffenen Gott.

Andere könnten die Fragen der persönlichen Errettung völlig ignorieren, um linke Fragen der sozialen Gerechtigkeit weltweit und Werke des Mitgefühls für die Armen zu fördern. Einige können die Zuschauer mit dem trügerischen gnostischen Jesus in Verbindung bringen, der auf den gnostischen Erzählungen des Ketzers Dan Brown beruht. Wegen der gefährlichen Extremitäten der virtuellen kirchlichen Praktiken, die sich einige Kirchen zu Eigen machen.

Die antichristlichen Elemente der virtuellen Kirche könnten die Plattform nutzen, um die Samen perverser Prinzipien in das Programm der globalen Gesellschaft zu tragen. Einige Kirchenführer behaupten sogar, dass jetzt eine neue Spiritualität entsteht, die die Kirche der Zukunft prägen wird. Diese neue Spiritualität könnte jedoch der Beginn des Glaubensabfalls sein. Das Ende des wahren Grundchristentums, das müden Seelen das Heil bietet.

Fünftes Kapitel

Zweifellos hat die Coronavirus-Pandemie die Doktrin der Globalisierung und den Nutzen für die Weltzivilisation an die Oberfläche gebracht. Aber die prophetischen Schriften weisen uns darauf hin, auf die kommende neue Weltordnung zu achten, ein im Entstehen begriffenes neues politisches und religiöses Weltsystem, das unter der Kontrolle des Antichristen vereint ist. Die Bibel sagt uns, dass ein solches System am Ende des Zeitalters kurz vor der Rückkehr unseres Herrn Jesus Christus auf die Erde entstehen wird.

Nun sieht es wahrscheinlicher aus, dass das politische Establishment eine Vernunftehe mit dem einen religiösen Weltsystem eingehen wird, um wie eine Einheit unter der Kontrolle des Antichristen zu werden. Die Bühne wird für die Enthüllung von Satans bestem Fälscher, dem Antichristen, und seiner Weltregierung bereitet. Dies ist ein System, das dem Plan und den Absichten Gottes völlig entgegengesetzt ist.

Während sich die letzten Tage schrittweise entfalten, wird die am meisten bewunderte politische, militärische und religiöse Figur der Welt auftauchen, die wegen ihrer Verderbtheit der Mann der Sünde genannt wird. Er wird der dominierende politische Stratege sein, der mit teuflischer Autorität auftreten wird, um die globale Politik, Wirtschaft und Religion zu einer Einheit zu vereinen. Die Autorität, die er erhalten wird, wird ihn in die Lage versetzen, alle Regierungen und Behörden unter seiner Führung zu einer Einheit zu vereinen.

Als Anführer der Eine-Welt-Regierung wird er als Fürst dieser Welt den Plan und den Wunsch des Bösen, den man die alte Schlange, den Teufel, nennt, in die Tat umsetzen. Erfüllung der offenen Agenda der von Luzifer strukturierten Regierung, deren Wurzeln auf den Turm von Babel zurückgehen.

So wie der Turmbau zu Babel das Lieblingsprojekt von Nimrod war, dem Jäger der Seelen und der biblischen Gestalt, die Babylon nach der Sintflut Noahs anführt, so soll die Vollendung dieses Zeitalters in allen Aspekten sein. Nimrod unternahm den ersten Versuch, die einheitliche Weltregierung zu errichten, eine satanisch inspirierte Weltregierung unter Missachtung von Gottes Autorität, Souveränität, Eigentum und Regierung.

Die unsichtbare Regierung

In der heutigen Welt hat die Coronavirus-Pandemie eine neue Dynamik in die Grenzen der Privatsphäre und der Rechte der Bürger gebracht. Viele Regierungen verletzen nach und nach die garantierten Freiheiten und Rechte ihrer Bürger mit jeder neuen Maßnahme, die zur Bekämpfung der Bedrohung durch die Pandemie ergriffen wird.

Die Polarisierung der Krise mit falscher Politik fällt in die Hände derjenigen, die eine versteckte Agenda zur Massenkontrolle haben. Es gibt Ideen, Anwendungen zur Kontrolle von Kontakten und Personen von Interesse zu installieren, die mit dem Virus infiziert sind. All diese Maßnahmen sind der uralte Plan der Globalistisch, der darauf abzielt, die Rechte des Einzelnen zu kontrollieren und einzuschränken.

Daher liegt die wirkliche und maßgebliche Macht nicht mehr bei den ordnungsgemäß und öffentlich gewählten politischen und wirtschaftlichen Führern, sondern bei mächtigen Individuen. Dies sind die globalen Gebilde, die hinter den Kulissen die Kontrolle ausüben. Sie sind die Mächte hinter den Kulissen, die als Schattenregierung bezeichnet werden.

Politische Forscher haben in der Vergangenheit vermutet, dass es eine sichtbare und eine unsichtbare Regierung gibt. Die Unsichtbaren kontrollieren die Regierungen, die politische Macht, die internationalen Finanzen, das Völkerrecht, den Welthandel, die Medien und die militärischen Fähigkeiten. Während das Sichtbare die Premierminister und sein Kabinett kontrolliert, oder, wie in Amerika, die Präsidentschaft und ihre Sekretäre oder Minister.

Fünftes Kapitel

Sie unterscheiden sich von der anderen Gruppe von Personen aus dem festen oder tiefen Staat, die mit den Schurken-Bürokraten innerhalb einer gewählten Regierung in Verbindung gebracht werden. Sie arbeiten in den Büros der Regierung und untergraben die Politik der gewählten Amtsträger, um ihre Agenda zu fördern. Es handelt sich um Personen, die in der Geheimdienstgemeinschaft, im Militär, im Establishment und in den Medien positioniert sind.

In einigen Ländern gibt es eine offizielle Schattenregierung, die aus den Reihen der Oppositionsparteien gebildet wird. Ein Beispiel ist die Schattenregierung des Parlaments im Vereinigten Königreich. Wenn die Schattenregierung der Opposition Portefeuilles als alternatives Kabinett vergibt, das die künftige Politik formuliert, ist dies ihrer Meinung nach gut für das Land.

Und schließlich haben wir die Schattenregierung des Verschwörungstheoretikers, die in den Bereich der Mythologie fällt. Sie werden befördert, um die Gesellschaft falsch zu informieren und Regierungen zu destabilisieren.

Am heimtückischsten ist, dass die wahre Schattenregierung Personen hat, die die Weltfinanzen, die Politik, den Handel und die Religion kontrollieren. In der Welt der Religion sind sie als die tiefe Kirche in der Kirche bekannt. Sie besetzen die hohe Ebene der kirchlichen Organisation mit einer parallelen Führungsstruktur.

Sie kontrollieren jede Facette des heutigen Lebens. Jeder steht auf die eine oder andere Weise zunehmend unter der Kontrolle dieser Männer. Diese gesichtslosen Männer entscheiden darüber, wer die Nation regiert. Die bestehende Regierung regiert entsprechend ihren Interessen.

Das sind die meist nicht gewählten Kabalen, die durch eine geheime Abstimmung ausgewählt werden, um die Macht über die Regierung zu übernehmen. Ihre Namen stehen auf keiner

Fünftes Kapitel

Wahlurne. Sie haben eine große Reichweite, die jeden Wahlprozess jeder Nation stören und verzerren kann.

Die heute bestehenden Regierungssysteme stehen alle unter ihrer Kontrolle. Der tiefe Staat existiert in jeder Gesellschaft. Sie sind die gesichtslosen internationalen Eliten, Organisationen und Bürokraten, die alle Aspekte der Welt kontrollieren.

Sie haben die Mittel, die wirklichen und verborgenen Absichten der neuen Welt zu verbergen, um die Veränderung des Kräfteverhältnisses in der Welt des politischen Denkens widerzuspiegeln.

Sie benutzen oft die Ausrede der Förderung des Weltfriedens und der globalen Gesundheit, um ihre finsteren Pläne zu verbergen. Dazu gehört auch, dass sie die Abschaffung der Kriegsgefahr und die Herbeiführung eines dauerhaften Friedens in der Welt benutzen, um ihr zentrales Ziel zu verbergen.

Die Pandemiekrise kann ein Sprungbrett für ihren Plan zur Kontrolle der Welt sein. Denn eine solche Krise kann die Gelegenheit bieten und den fruchtbaren Boden dafür bereiten, die Pläne einer Eine-Welt-Regierung zu verwirklichen. Grant Jeffrey hat ausgiebig über die Existenz dieser Schattenregierungen geschrieben.

Sie haben die Macht, eine Krise zu säen und die Weltkrise zu nutzen, um eine globale Regierung durchzusetzen. Sie behaupten immer, dass sie alle weltweiten Probleme angehen können, die über die Dimensionen der einzelnen Nationalstaaten hinausgehen.

Sie können in jeder Situation weltweit intervenieren. Sie tun dies, ohne das Recht irgendeiner Nation zu respektieren, Selbstbestimmung zum Ausdruck zu bringen. Das Coronavirus kann eine ähnliche Situation hervorrufen, in der die globalen

Fünftes Kapitel

Mächte in die Produktion von Impfstoffen eingreifen können, um die Bürger der Nationen zu kontrollieren.

Sechstes Kapitel.

Neuerung in der Digitalisierung der Kirche

Die neue Normalität.

Der gegenwärtige Übergang der Kirche vom lokalen ins digitale Zeitalter kam nicht überraschend. Es begann vor langer Zeit ein Prozess, der bis zum Ausbruch der Seuche an Fahrt gewann. Er wird einen immensen Einfluss auf das evangelikale Gleichgewicht innerhalb der Kirche haben. Der Digitalisierungsprozess der Kirche wird sich darauf auswirken, wie wir über die Struktur, Organisation, Leitung und Autorität der Kirche denken. Diese neue Entwicklung wird die Messlatte, die die institutionelle von der missionarischen Kirche trennt, höher legen.

Die weltweite Krise hat Pfarrer/innen und Kirchenleitungen vor einzigartige Herausforderungen gestellt, um neue Wege für die Durchführung von Gottesdiensten auf der Plattform virtueller Netzwerke zu finden. Die Krise bietet auch eine einzigartige Gelegenheit, das geistliche Wachstum der Gläubigen voranzutreiben, vor allem durch Online-Plattformen, die sich bescheiden entwickelt haben, um die Verlorenen zu erreichen. Dies hat neue Möglichkeiten eröffnet, Predigten zu übertragen, mit den Gemeinden zu kommunizieren und Menschen virtuell einzubinden.

Sechstes Kapitel.

Der Ausbruch der Pandemie ist ein Ereignis, das wie keine andere Krise die Schwäche der gegenwärtigen Struktur der Kirche aufgedeckt hat. Außerdem wurde die mangelnde Bereitschaft der Kirche, den Bedürfnissen des neuen Jahrhunderts der Digitalisierung gerecht zu werden, aufgezeigt. Mehr noch, die Krise hat die Kirche gezwungen, online und in soziale Medien zu gehen.

Die Nutzung der sozialen Medien und die Online-Beteiligung an der weltweiten kirchlichen Gemeinschaft war jedoch im Laufe der Jahre nie Teil unseres kirchlichen Lebens. Trauriger weise haben viele Pastoren und Kirchen solche Praktiken als "unchristlich" bis heute oft entmutigt. Einige hatten ihre Besorgnis über heftigen Widerstand geäußert, indem sie in schwer verdaulichen Begriffen sprachen, als ob soziale Netzwerke vom Teufel seien. Andere wollten nichts damit zu tun haben, die Digitalisierung der Kirche in diesem neuen Jahrhundert überhaupt in Betracht zu ziehen.

Sie hatten es vorgezogen, die alte Praxis als Schutzmaßnahme und mit allen möglichen konservativen Argumenten beizubehalten. Tatsächlich wollten viele Pastoren, dass die Dinge so bleiben, wie sie sind. Aber die Krise hat die Kirche aus ihrem selbstgefälligen und lauwarmen Ansatz herausgerissen, die Welt mit der guten Nachricht zu erreichen.

Nun hat sich all das mit der neuen Normalität, die durch die Pandemiekrise eingeführt wurde, geändert. Die Krise hat der Kirche die Möglichkeit eröffnet, neue konstruktive und kreative Veränderungen bei der Durchführung von Diensten und Einsätzen in Erwägung zu ziehen.

Nun sind digitale Vernetzung und Konferenzen in den meisten Kirchen weltweit sowohl persönlich als auch gemeinschaftlich zur "neuen Normalität" geworden. Der KOVID-19 hat den kirchlichen Diensten eine neue Realität mit Neuerungen gebracht.

Sechstes Kapitel.

Das clevere und kreative Outfit von Zoom, Google, Skype, WhatsApp, Facebook hat die Kluft bei kirchlichen Versammlungen überbrückt. Diese Plattformen werden nicht mehr als schwarze Schafe betrachtet, sondern als eine Notwendigkeit. Sie sind zu Helfern geworden, die einer großen Gruppe von Menschen, denen sonst die tägliche geistliche Mahlzeit hätte vorenthalten werden können, das Wort erteilen.

In der Vergangenheit lehnte ein Pastor einer Kirche die Idee ab, nachdem er die Notwendigkeit der Installation solider digitaler Einrichtungen in einer Ortskirche diskutiert hatte. Der Pastor dieser Kirche erklärt meine Absicht aufgrund seiner Reaktion auf meinen weisen Rat fast als satanisch. Er begründete sein Argument damit, dass er seine konservative und vorsätzliche Ignoranz bewahrt habe. Er weigerte sich, irgendwelche alternativen Möglichkeiten in Betracht zu ziehen. Aber das Coronavirus hat all das mit den Schließungsmaßnahmen geändert.

Mit der Digitalisierung und Virtualisierung der kirchlichen Verwaltung wurde eine neue Form der Zentralisierung und Dezentralisierung der Kirche eingeführt. Die digitale Welt hat die Kirche für eine neue Phase der Expansion in der sich ständig verändernden Welt der Technologie geöffnet. Zweifellos benutzt Gott die digitale Technologie als Mittel zur Erbauung der Kirche.

Der Digitalisierungsprozess hat die Entwicklung größerer Netzwerke von Gläubigen durch soziale Medien in Gang gesetzt, die die Online-Technologie verstärkt für Einzel- und Gruppentreffen nutzen. Diese Praxis würde auch nach dem Ende der Abriegelung fortgesetzt, um die Kosten für Konferenzen und Treffen in einer virtuellen Umgebung zu senken.

Die digitale Welt der Videokonferenzen und Live-Streaming hat eine größere Unterstützung und weltweite Beteiligung in allen Bereichen der kirchlichen Dienste ermöglicht. Jetzt bietet sich die Möglichkeit, die verschiedenen Teilnehmer zu sehen und die Stimme der größeren Gemeinschaft zu hören.

Sechstes Kapitel.

In der digitalen Welt können die Gläubigen über die Gnade Gottes und das Gemeinwohl unter den Gläubigen sowie über unsere zukünftigen Herausforderungen diskutieren. All dies geschieht ohne strenge Regeln, Satzungen und Einschränkungen für unsere Online-Gemeinschaftstreffen.

Die virtuelle Begegnung von Gläubigen wird immer eine Notwendigkeit sein, solange die Situation andauert. Diese Pandemie hat uns von neuem dazu aufgerufen, unseren Kerngedanken mit unserer tiefen Verpflichtung gegenüber Christus in Einklang zu bringen. Dies ist zur neuen Normalität geworden. Die Digitalisierung erfordert jedoch ein Gleichgewicht zwischen den Haupt-, Orts- und Hauskirchen auf allen Ebenen. Der kirchliche Dienst in dieser Krise wird in außerordentlicher Weise an die neue Realität angepasst.

Die Digitalisierung hat die ekklesiologische Spaltung und Notation aufgehoben und sie durch eine liberalere Atmosphäre in dieser Zeit der Abriegelung und Aussetzung ersetzt. Die eigentliche Bewährungsprobe wird jedoch erst nach der Abschottung kommen, da alle Augen auf diese Zeit gespannt sind. Der Test wäre nicht nur eine Frage der Technologie, sondern auch eine Frage der Interpretation der Spiritualität durch die Kirche.

Die Pandemiekrise hat in der Kirche eine Situation herbeigeführt, in der Gläubige, die isoliert und sozial eingeschränkt sind und keine Gottesdienste besuchen können, eine digitale Welt haben, in der sie Gemeinschaft genießen können. Wobei Pastoren, die ein leeres Haus mit abgetrennten Gläubigen hassen, eine Lösung haben, die Schafe ohne physischen Kontakt zu weiden.

Unter diesen Umständen schaffen kirchliche Führungspersönlichkeiten durch Online-Video-Streaming von Predigten und Gebetsdiensten neue Wege, um die Herden zu erreichen und für sie zu sorgen. Einige veranstalten

Sechstes Kapitel.

seelsorgerliche Beratung und geben erbauliche Botschaften und lebendige Lehren mit Links zu den Anhängern weiter.

Dies ist das erste Mal in der Geschichte der weltweiten Kirche, dass in allen Ländern der Erde Gottesdienste online abgehalten wurden. Dies ist ein Novum in der Geschichte der Kirche, da nichts dergleichen jemals stattgefunden hat. Die Pandemiekrise hat die Kirche als Ganzes veranlasst, von der Ziegelmauer zum Silikonnetz überzugehen. Zum ersten Mal in der Geschichte der Kirche ist der Einsatz digitaler Technologie weltweit zur bevorzugten Plattform der Wahl geworden.

Der Einsatz der Digitaltechnik ist zwingend notwendig geworden, da die Kirche keine Möglichkeit hatte, die Abriegelung zu umgehen. Die einzige Möglichkeit bestand darin, die Gottesdienste online zu verlegen. Die etablierten Kirchen zogen schnell ein, um die Macht des technologischen Blitzes zu nutzen und die Gläubigen zu erreichen.

Außerdem wurde die Internetverbindung zum Stein, den die Erbauer nicht zurückweisen konnten, um die Gläubigen zu erreichen. Viele Kirchen wandten sich aus der Not heraus der digitalen Welt zu, ohne sie zu verurteilen. Da sich die Kirchen mit Dringlichkeit und Agilität bewegten, richteten sie Einrichtungen ein, um über die Live-Streaming-Plattform mit Mitgliedern und Zuschauern in Kontakt zu treten.

In der Vergangenheit stehen die Pfarrer und Kirchenführer, die die Nutzung der elektronischen Medien verachten, mit der Dringlichkeit an, das Undenkbare zu tun. Sie lernen, wie sie in einem begrenzten Sinne allgegenwärtig sein können. Jetzt müssen sich die Kirchen mit der Notwendigkeit auseinandersetzen, in einer Welt, die der Medienwelt verkauft wird, portabel, digital, effektiv und relevanten zu sein.

In der Vergangenheit haben viele Kirchen virtuelle Netzwerke nur langsam angepasst oder genutzt. Viele hatten Gründe, sich dem Zug nicht anzuschließen. Einige Pastoren und Führungspersönlichkeiten hatten ein Misstrauen, das sich um

Sechstes Kapitel.

die gegenwärtige Nutzung der Technologie gründete. Einige lehnten soziale Medientechnologien ab. Sie hielten an dem Glauben fest, dass der Teufel der Hauptantrieb des Internets sei. Sie glauben auch, dass Gott das Internet nicht benutzen kann, um Gläubige zu erreichen.

Einige waren so besorgt über die korrumpierenden Einflüsse der sozialen Medienrevolution, dass sie die Auswirkungen fürchteten, die diese auf die Jugend haben könnte. Einige hatten geglaubt, dass diese Technologien die Jugend aufgrund der Aufmerksamkeit, die die Technologien erfordern, vom Glauben abbringen würden, was es für die Jugend schwierig machen würde, sich um spirituelle Angelegenheiten zu kümmern. Einige förderten das Missverständnis und die seltsame Besessenheit vieler Gläubiger mit dem Geist des Antichristen.

Darüber hinaus hatten die meisten älteren Menschen, die nicht technisch versiert sind und sich weigern, sich den modernen Veränderungen anzupassen, Grund, sich der digitalen Welt zu widersetzen. Da es in der virtuellen Kirche keine physischen Kongreganten gibt, befindet sich auch niemand auf den Bänken.

Die virtuelle Kirche ist zwar aus allen Gründen fortgeschritten, aber in dieser Krise hat sie den Gläubigen die Möglichkeit geboten, in einer virtuellen Welt miteinander zu interagieren. Sogar auf eine kreativere und tatsächlich effizientere Weise.

Die Welt ist eine große Arena, die dem Pastor und den Lehrern die Möglichkeit bietet, lobenswerte Wege zu erfinden, um die Gläubigen in dieser Zeit der gestiegenen Erwartungen zu erreichen.

Während des Höhepunktes der Pandemiekrise und der anschließenden Abriegelung habe ich an Live-Stream-Programmen teilgenommen, die Tausende von Haushalten erreichten. Gleichzeitig habe ich jede Gelegenheit genutzt, um zu

Sechstes Kapitel.

sehen, wie viele andere sich uns in der virtuellen Gemeinschaft anschlossen.

Dies ist jedoch eine Vorschau auf das, was wir uns von den Erfordernissen des Augenblicks erhofft hatten. Zu wissen, dass es eine Sache ist, Dienste online zu sehen, aber eine andere, eine neue Website zu besuchen, die auf kreative Weise die Prinzipien der Bibel vermittelt. Dennoch ist es insgesamt eine einzigartige Erfahrung, sich geistlich mit Gläubigen auseinanderzusetzen und gleichzeitig soziale Distanzierung zu üben.

Die Frage ist also, auf welche Weise die neuen Medien die Gläubigen dazu bringen können, Gottes Liebe zu erfahren. Wie können Gläubige die Gnade Gottes annehmen? Wie können sie zu besseren Versionen ihrer selbst werden, nicht nur heute, sondern lange nachdem die Pandemie abgeklungen ist?

Die Zufuhr des Geistes des Herrn hilft den Gläubigen jedoch, mit dem Ausbruch der Pandemie und den daraus resultierenden geistlichen und wirtschaftlichen Nöten fertig zu werden. Auf praktischer Ebene können die Ortskirchen mit einer bereits gut etablierten Präsenz in der Gemeinde ein hervorragendes Mittel sein, um die Welt mit einem digitalen Fußabdruck zu erreichen. Die Ortskirchen können zur Plattform werden und die erforderliche Basis für die digitale Kirche bilden. Solche Dienste haben einen Vorsprung im Dienst an ihren Gemeinden in der gegenwärtigen Krise.

Defizite der virtuellen Kirche

Da die Kirche Christi weder das Geistesprodukt noch der Nachgedanke des Menschen war, kann sie daher nicht den Beschränkungen der menschlichen Natur unterworfen werden. Die Kirche ist der Plan Gottes in der Erfüllung seines Erlösungsplans zur Erlösung des Menschen. Deshalb kann die virtuelle Kirche als Folge der Pandemiekrise das Ziel der

Sechstes Kapitel.

Ortsgemeinde in ihrem Streben, den letzten Teil der Erde zu erreichen, nicht außer Kraft setzen.

Die Auswirkung der Coronavirus-Pandemie auf die lokale und die virtuelle Kirche ist ein Thema, das in den Diskussionen in den sozialen Medien im Mittelpunkt steht. Die meisten Diskussionen weltweit konzentrieren sich auf die Sichtbarkeit der virtuellen Kirche auf der Weltbühne als Alternative zur Versammlung der Ortskirchen. Jedes Gut, das von der virtuellen Kirche kommen kann, muss mit dem Ortsgemeindezweig ausgewogen sein.

In einem umfassenderen Bild ist die Schwäche der virtuellen Kirche ihre Unfähigkeit, das strategische Amt des Hirten für die Ortsgemeinde zu übernehmen. Der virtuelle Arm kann bei der Lösung der geistlichen und institutionellen Probleme der etablierten Ortsgemeinden nicht sinnvoll handeln.

Ebenso wenig kann der virtuelle Arm die Probleme lösen, die mit der mangelnden Vision, dem Versagen der Leitung und den Verwaltungsdefiziten der Ortskirchen verbunden sind. Die virtuelle Kirche kann den Ortskirchenarm nicht als aktiven und wichtigen Partner in dem Bemühen ersetzen, die Verlorenen mit der Botschaft des Lebens zu erreichen.

Heute entdecken viele Kirchen gerade erst, wie wichtig es ist, eine Präsenz in den sozialen Medien aufrechtzuerhalten, während andere auf ihren klaren Vorteil bauen. Daher besteht ein Unterschied zwischen den Ortskirchen, die bereits über eine digitale Reichweite verfügen, und denjenigen, die eine digitale Präsenz aufbauen oder zum Laufen bringen wollen.

Die Ortskirche kann eine virtuelle Kirche als ihr Instrument einrichten, um diejenigen zu erreichen, die nicht mit einer physischen Kirche an ihrem Ort identifiziert werden können, einschließlich der Gläubigen, und diejenigen mit einer Präsenz, die im Internet gut vertreten ist. Die virtuelle Kirche weist jedoch viele Unzulänglichkeiten auf, die ihren Einfluss auf die Zuhörer und Gläubigen dämpfen können.

Sechstes Kapitel.

Einige dieser Unzulänglichkeiten sind als Demarkationslinie, die die virtuelle von der Ortskirche trennt, sehr ausgeprägt. Das Defizit ist sehr groß.

Wie zum Beispiel

- Eine virtuelle Kirche darf keine Mutterkirche, keinen Versammlungsort, mit einer etablierten Führungsstruktur haben, die geistlich reife Gläubige als Ortskirche umfasst.
- Die digitale Kirche bietet den Zuhörern möglicherweise nicht die wahre Lehre und Predigt, die von einer wunderbaren Predigt erwartet wird.
- Die virtuelle Umgebung schränkt die Mitgliederstruktur und die Beteiligung von Einzelpersonen am Programm der virtuellen Kirche ein. Wegen der physischen Begrenzung der Mitglieder.
- Die dauerhafte Gemeinschaft der Gläubigen untereinander ist nicht so robust wie in einer virtuellen wie in einer Ortskirche.
- Das Umfeld der virtuellen Kirche kann die gegenseitige Unterstützung, die die Gläubigen einander durch Beziehungen leisten, behindern.
- Virtuelle Kirchen dürfen keine biblische Ordnung haben. Die virtuelle Umgebung kann die biblische Autorität des Pastors und der Leiter untergraben. Der virtuellen Kirche kann eine Kirchenleitung fehlen, die von Ältesten und Diakonen ausgeübt wird. Sie kann auch ohne Disziplinarausschüsse der Kirche sein.
- In einer virtuellen Umgebung gibt es immer ein schwieriges Problem mit der Rechenschaftspflicht gegenüber den Grundsätzen der Heiligen Schrift. Der virtuellen Kirche mangelt es unter Umständen an Kohärenz und Ordnung in den örtlichen kirchlichen Einrichtungen.
- Der Grad des Engagements des Zuschauers für die virtuelle Kirche ist fragwürdig.

Sechstes Kapitel.

- ❖ Die Treue der Zuschauer zur digitalen Kirche ist nicht gewährleistet und manchmal nicht vorhanden.
- ❖ Die digitale Kirche dient der Gemeinschaft ohne eines der biblischen Sakramente, die vom Herrn geweiht sind. Die Kirche garantiert nicht die grundlegenden Abendmahlsdienste und die Taufe der Mitglieder.
- ❖ Die virtuelle Kirche hat möglicherweise nicht das gleiche Maß an erbaulichem gemeinsamem Gottesdienst wie die Ortskirchen. Die Ausbreitung der virtuellen Kirche kann die geistliche Gesundheit der Zuhörer und Gläubigen beeinträchtigen.
- ❖ Die Gläubigen, die die geistlichen Gaben ausüben, können in der virtuellen Umgebung abwesend sein.
- ❖ Die Ausübung jeglicher Form der gemeinsamen Andacht in einer virtuellen Umgebung ist infantil und im Vergleich zur Ortsgemeinde minimal.
- ❖ Der Grad der finanziellen Rechenschaftspflicht der Leiter der virtuellen Kirche ist fragwürdig im Vergleich zu der Strenge, die Ortskirchen mit etablierten Leitern an den Tag legen.
- ❖ Sie schränkt die virtuelle Kirche oft darin ein, die biblischen, geistlichen und sozialen Bedürfnisse der gläubigen Heiligen zu erfüllen.

Die virtuelle Kirche und die Ortskirchen.

Die kolossale Störung durch den Ausbruch der Pandemie hat in vielen Bereichen der Kirchenverwaltung und der kirchlichen Dienste zu offenen Debatten geführt. Zum ersten Mal seit Menschengedenken sind die Gläubigen nicht gestresst, über die lehrmäßigen Auswirkungen der Lehren zu diskutieren, die sie in der Vergangenheit und Gegenwart gehört haben. Von allen Seiten grenzen die Fragen, die auf den meisten Plattformen

Sechstes Kapitel.

der virtuellen Kirchen gestellt werden, im Vergleich zu den großen Ortskirchen an Spiritualität.

Die Zuhörer stellen auch mehr Fragen zum Lehrauftrag der Sender und der Kirchen, die sie vertreten. Die Bedeutung der Lehre hat als erster Pfeiler in der geistlichen Betrachtung der Gesundheit jeder Kirche eine zentrale Rolle gespielt. Wie bei den meisten virtuellen Kirchen bei dem Versuch, dem entgegenzukommen, verwässern die Zuschauer und die neuen Wahrheitssuchenden oft den lehrmäßigen Standard der Botschaft. Indem man Wasser nach unten und unterhalb der Erwartung der neutestamentlichen Lehren verwendet, um die Neuankömmlinge anzuziehen.

Im Vergleich dazu haben die virtuellen Kirchen die Freiheit und den unbestreitbaren Spielraum, fabrizierte Lehren einzuführen, die der Welt gefallen. Online-Kirchen können auch soziale Medienplattformen nutzen, um der Gemeinschaft bestimmte Facetten von Irrlehren hinzuzufügen.

Die Lehren der virtuellen Plattformen sind oft den Launen der Sender unterworfen, da es auf den elektronischen Plattformen keine feste Regelung gibt. Daher müssen die Gläubigen bei der Annahme der Lehren, die auf den Websites einiger digitaler Kirchen zu finden sind, Vorsicht walten lassen. Dies sind einige Lehren, die auf den Websites einiger virtueller Kirchen zu finden sind:

- ❖ Einige virtuelle Kirchen fördern den Universalismus der Erlösung. Dieser besagt, dass am Ende des Zeitalters jeder in das Reich Gottes eintreten soll. Die Lehre fördert die Gewissheit der Errettung für alle, unabhängig vom Glauben an das Erlösungswerk des Herrn Jesus.
- ❖ Einige propagieren die Agenda der einen Weltreligion als Antwort auf die Unterdrückung religiöser Konflikte. Das ist die volle und unverdünnte Unterstützung für die Globalisierung und die neue Weltordnung.

Sechstes Kapitel.

- ❖ Eine andere Weltanschauung zu haben als die wahre biblische Weltanschauung.
- ❖ Die Weigerung, sich der Absolutheit Gottes und der heiligen Autorität der Bibel zu unterwerfen, indem man die Lehre von allen Wegen fördert, führt zu Gott.
- ❖ Einige Leiter der virtuellen Plattformen glauben, dass alle so genannten Götter der verschiedenen Religionen gleichermaßen gültig und akzeptabel sind.
- ❖ Daher können die meisten der virtuellen Kirche subtile politische Korrektheit in die Wahrheit der Schrift einbringen. Indem sie das Konzept der Relativitätstheorie in die Wahrnehmung der Wahrheit durch den Betrachter einfügt.
- ❖ Einige virtuelle Lehrer lehren, dass jeder und alle Religionen einen Teil der Wahrheit Gottes über die Menschheit haben.
- ❖ Einige Lehrer lehren und ermutigen die Zuschauer, Pluralismus und Synkretismus durch die Verschmelzung aller Religionen als eine Einheit zu akzeptieren. Die christlichen Kirchen fördern Yoga, zen-buddhistische, Tsao- und Feng-Sui-Lehren.

Daher hat die neue Begeisterung für die virtuelle Kirche eine gigantische Wachstumsbewegung der Kirche geschaffen, die mehr wie religiöse Vermarkter und weniger wie die Kirche Christi geworden ist, die sich in Evangelisation und Mission engagiert. Das virtuelle System betont die Stärke des zahlenmäßigen Wachstums gegenüber dem geistlichen Wachstum.

Einige virtuelle Kirchen bieten die Möglichkeit, Spiritualität online zu kaufen. Sie behaupten, dass geistliche Macht verkauft und gekauft werden kann. Sie erwarten von den Zuhörern, dass sie die Befähigung Gottes kaufen, indem sie dem Angebot von Spiritualität im Verkauf zustimmen.

Darüber hinaus brauchen Sie für eine wachsende Anhängerschaft in einer virtuellen Kirche nur eine

Sechstes Kapitel.

überzeugende Predigt, ein Mikrofon und die richtige Musik mit einem guten virtuellen Hintergrund. Die Folge ist, dass das Wachstum der Kirche an der Macht der Werbung in den sozialen Medien gemessen wird.

Einige virtuelle Kirchen in sozialen Medien bauen ihre Programme um die Zuschauer statt um Christus herum auf. Sie sind geschickt darin, den Appetit des Zuschauers bei der Auswahl des angebotenen Produkts und die Vorteile beim Abonnieren des Kanals anzusprechen. Schließlich könnte daraus eine Zirkusvorstellung werden, die ohne Bedeutung wiederholt wird. In diesem Fall könnte die virtuelle Kirche zu einem System werden, das um das Zuhören und Zuschauen vor dem Kauf der Waren herum aufgebaut ist.

Der neue Online-Trend besteht nun darin, zu prüfen, wer predigt oder was angeboten wurde, da die Websites und Werbekampagnen der virtuellen Kirche immer zahlreicher werden. Die Käufer der Kirche, die bequem von zu Hause aus einkaufen, schauen sich online das Menü an, um zu sehen, was angeboten wird, bevor sie zu einem attraktiveren Einkauf übergehen. Jetzt sind die Online-Gottesdienste der Kirche zu einem täglichen Einkaufsbummel geworden, der eine neue kirchliche Bedeutung erhalten hat.

In der Zwischenzeit können Gläubige, die eingeladen werden, sich einen fünfzehnminütigen oder mehrminütigen vorgefertigten Gottesdienst und Lehrgottesdienst anzusehen, wahre Gemeinschaft, Evangelisation und Mission der Ortsgemeinde nicht ersetzen. Solche Programme bringen keine geistliche Veränderung hervor und bewegen die Zuhörer nicht dazu, Christus nachzufolgen.

Auf der positiven Seite ist es sehr wohl möglich, digitale Kirchen mit demütigen Lehrern und Pastoren zu finden, die eine solide biblische Lehre und gottesfürchtige Anbetung haben. Daher sind nur sehr wenige Kirchen im Internet christuszentriert und missionsorientiert.

Sechstes Kapitel.

Heute, da die Krise in der Landschaft wütet, gibt es eine Vielzahl von Kirchen, die auf unterschiedlichen Kriterien beruhen. Es ist jedoch sehr erbaulich, auf Online-Pastoren und -Lehrer, Lobpreisleiter und Mitarbeiter zuzugreifen, die alle Dienste zur außergewöhnlichen Ehre Gottes geleistet haben.

Das Fazit ist, dass die etablierte Ortskirche sowohl über die physischen Mitarbeiter und Einrichtungen als auch über die geistliche Befähigung verfügt, um richtig zu funktionieren. Ortsgemeinden verfügen über ein Gebäude mit kirchlichen Mitarbeitern auf der einen Seite und der geistlichen Befähigung und Zustimmung unseres Herrn Jesus Christus, als kirchliche Gemeinschaft zu funktionieren. Die Internet-Kirchen haben insofern ein etwas anderes Prinzip, als es ein Ein-Mann-Dienst ohne jegliche Mitarbeiter sein könnte.

Die virtuelle Kirche kann nicht die geistliche Zutat bieten, die für echtes geistliches Wachstum erforderlich ist. Da wir das wahre Christentum nicht auf das bloße Ansehen einer Predigt im Internet reduzieren können, ist es mehr als nur eine Predigt zu hören.

Der Beweis, dass viele Bereiche der Ortskirche nur schwer durch eine virtuelle Umgebung zu ersetzen sind.

Die Ortskirche hat einige charakteristische Merkmale, um die herum gebaut wurde:

- ❖ Persönliche Gemeinschaft von Angesicht zu Angesicht.
- ❖ Gemeinsame Gebete und Gottesdienste.
- ❖ Größere und gesündere gemeinschaftliche Fürsorge und Öffentlichkeitsarbeit.
- ❖ Lokale und soziale Akzeptanz.
- ❖ Bessere Rechenschaftspflicht und Verantwortung im Dienst.

Während die virtuelle Kirche durch die Nutzung von digitalem Streaming besser definiert und dominiert wird.

Sechstes Kapitel.

- ❖ Verwendung gezielter Botschaften und Zielgruppen.
- ❖ Stärkere Personalisierung des Dienstes um Einzelpersonen herum.
- ❖ Datenbasierte Anhänger und Leitung.
- ❖ Messung der Zuschauer als Wachstum im Laufe der Zeit.

Die virtuelle Kirche ist eine vorübergehende Station für Gläubige und Suchende, die auf dem Weg zum Haupthaus des Herrn sind, das als Ortsgemeinde eingerichtet wurde. Unser Herr sagte jedoch: Ich werde meine Kirche bauen, und die Pforten der Hölle werden sie nicht besiegen. Unser Herr baut und bereitet Seine Braut vor, bis Er zurückkehrt, um sie für immer zu empfangen.

Siebtes Kapitel.

Warum Böses geschieht

Warum das Böse geschieht, ist eine der unbeantworteten Fragen unserer Zeit. Nun hat die Pandemiekrise dasselbe Dilemma in den Vordergrund gerückt. Außerdem kann niemand in einer sich entfaltenden Situation entschlossen handeln, ohne die Ursachen einer Krise zu verstehen.

Das Böse ist ein Teil unserer Existenz. Doch in Krisenzeiten erfordert jede Handlungsweise Geduld und Einfühlungsvermögen. Denn das Wissen von oben ist einer der stärksten Punkte, der dem Gläubigen hilft, voreilige Schlüsse zu ziehen, wenn in unserem Leben etwas passiert und schief zu gehen scheint.

Manchmal geschehen bestimmte Ereignisse in unserem Leben, ohne dass wir vorher wissen, was dahinter steckt. Es kann sein, dass der Einzelne die unsichtbaren Kräfte, die hinter den Kulissen wirken, weder kennt noch sich ihrer bewusst ist. Die Bibel sagt, dass wir nicht gegen Fleisch und Blut ringen oder kämpfen, sondern gegen die unsichtbare Macht der Finsternis. Daher können im Leben eines Menschen manchmal Dinge geschehen, die darauf zurückzuführen sind, dass er oder sie in seinem oder ihrem Leben nichts Falsches getan haben.

Die gegenwärtige Krise ist eine Fallstudie, die in die Kategorie der Verwendung des Bekannten fällt, um die unbekannte verursachende Kraft zu enträtseln. So viele Menschen, die die Ursache nicht verstehen, interpretieren die gegenwärtige Pandemie mit allen möglichen Vermutungen. Weltweit wird auf allen Ebenen die Schuld auf den unbekannten Teufel geschoben, wobei einige die Schuld auf die Ernährungsgewohnheiten der Chinesen, den Treibhauseffekt, die Bill-Gates-Stiftung, China, und George Soros schieben. Andere glauben, dass sich die Krise um den Plan des tiefen Staates gegen die Wiederwahl des Präsidenten von Amerika dreht.

Auch heute noch glauben die Menschen, dass einem Menschen nichts Böses widerfahren kann, wenn er nichts Böses tut. Das ist gleichbedeutend damit, dass ohne menschliches Versagen etwas nicht schief gehen kann. Viele Dinge können schief gehen, ohne dass wir nachsichtig sind oder etwas falsch machen. Manchmal werden Gläubige nicht vor dem Bösen abgeschirmt, um die verantwortlichen Kräfte zu entlarven.

In der Vergangenheit lehrten Einzelpersonen ohne Grundlage die Ansichten, dass böse Ereignisse immer auf jedes Fehlverhalten folgen werden. Daher fixiert sich der Verstand darauf, dass Böses nur dann geschieht, wenn es einen Grund gibt, der es erfordert. Oder als Folge von etwas, das wir in der Vergangenheit getan haben.

Andernfalls kann Gott Einzelne und Nationen vor Bösem schützen, wenn sie kein Unrecht begangen haben. Im wirklichen Leben spiegelt das vielleicht nicht das tatsächliche Bild des Herrgottes wider, der das Böse manchmal zu einem bestimmten Zweck passieren lässt. Stattdessen könnte sich unser subjektives Urteil über die Ereignisse aus der Erfindung unserer Vorstellungskraft ergeben. Unser schlechtes Urteilsvermögen könnte daraus resultieren, dass wir nicht alle Fakten kennen.

Doch die Bibel sagt, dass das Böse immer den Sünder verfolgen wird, und unsere Sünde wird uns sicher finden. Dennoch ist es nicht Gottes Absicht, den Sünder zu vernichten, sondern sein Leben zu retten. Das ist die Wahrheit ohne Irrtum. Gott ist immer noch damit beschäftigt, die Seele der Verlorenen zu retten. Gott kann weder Böses tun, noch das Böse zulassen, aus dem Gutes entstehen könnte.

Die Wahrheit bleibt, dass Gott immer gemäß Seiner Barmherzigkeit und Seinem Plan eingreifen wird. Die Bibel offenbart Gott als langmütig und voller Mitleid.

Der Apostel Paulus hat im dritten Kapitel des Römerbriefs die Grenzen des Bösen definiert. Die Murphy's Gesetz heißt es: "Wenn etwas schief gehen kann, wird es schief gehen, und zwar gewöhnlich zur schlimmsten Zeit".

Daher fällt der Ausbruch des Coronavirus weder unter dieses Gesetz noch unter irgendein anderes Interpretationsmodell. Die Krise fällt in einen anderen Bereich, jenseits dessen, was jemand genau andeuten kann, was passiert ist.

Die historische Darstellung des Patriarchen Hiob ist ein klassisches Beispiel dafür, dass das Böse ohne die Schuld des Empfängers geschieht. Sein Fall widerlegt die menschliche Hypothese, dass böse Dinge aufgrund der individuellen Handlung, sich bösen Praktiken hinzugeben, geschehen.

Ohne sein Verschulden erlitt Hiob so viel Leid und Not in seinem Leben, einschließlich des unverschuldeten Verlusts seiner Gesundheit und seiner unmittelbaren Familie. Er wurde von seinen Freunden zu Unrecht beschuldigt, Unrecht zu tun und seine Verbrechen zu verbergen. Selbst sein Ankläger wandte viele der gescheiterten Taktiken von heute an, um seine Integrität anzugreifen.

Sie untermauerten die Anschuldigungen mit Schriften, die ihre falschen Schlussfolgerungen stützen. Sie behaupteten sich, ohne die Gründe für die Bedrängnis Hiobs zu kennen. Sie untermauerten ihre Behauptung sogar mit der Behauptung, Hiob habe gegen Gott gesündigt.

Siebtes Kapitel

Später änderten sie ihre Taktik und brachten neue Argumente vor, um Hiob von einem imaginären Fehlverhalten zu überzeugen. Sie glaubten an die rettende Kraft der Selbstgerechtigkeit. Da sie keine Gründe für die Rechtfertigung seines Leidens finden konnten, glaubten sie an die rettende Kraft der Selbstgerechtigkeit.

Sogar seine Frau ermutigte ihn, Gott zu verfluchen. Sie hatte geglaubt, dass Gott für die Bedrängnisse und sein Leiden verantwortlich sei. Bis Gott sprach und zeigte, warum er die Dinge, die Hiob widerfahren waren, zugelassen hatte. Gott widerlegte die von den Freunden Hiobs gezogene Schlussfolgerung. Er warnte sogar die Freunde Hiobs, die ihn des Fehlverhaltens beschuldigt hatten.

Gott hat immer eine Möglichkeit, in einer Zeit der Krise die Dinge richtig zu stellen. Er weiß, was, wann und wie. Nichts entgeht seinem allwissenden Wissen. Heute gelten dieselben Prinzipien auch für uns. Alle müssen warten, um zu hören, was der Herr über die Pandemiekrise sagt. Das ist der Grund, warum die Gläubigen niemals die Sünde der Welt mit der Katastrophe der Plagen in Verbindung bringen dürfen. Oftmals kann sich hinter den Kulissen etwas anderes abspielen, von dem niemand etwas weiß.

Manche Gläubige halten Gott für einen Richter, der das Gericht einführt, um Seine Majestät und Macht zu zeigen. Unter diesen Umständen werden einige zu dem Schluss kommen, dass die Krise das Gericht Gottes ist, um die Welt zu bestrafen.

Manchmal kann jedoch etwas schief gehen, und man kann den Verlust von geliebten Menschen erleiden oder krank werden, arbeitslos werden, da viele ihren Arbeitsplatz verlieren und Arbeitslosengeld beziehen. Genauso wie die Welt benommen bleibt und sich fragt, was schief gelaufen ist? Diese Fragen gehören GOTT, der genaue Antworten geben kann, einschließlich der Lösungen, um Seine Herrlichkeit zu preisen.

Siebtes Kapitel

Die Gläubigen sind Teil des gegenseitigen Umkreises und Teil einer komplexen Welt, die vom Herrn aufgebaut wurde, um in Harmonie zu funktionieren. Darüber hinaus hat Gott die Menschheit mit der Fähigkeit geschaffen, einen gemeinsamen Raum in der Schöpfung zu teilen, der in Übereinstimmung mit den Plänen und Absichten Gottes funktioniert. Es ist wie ein Rad, das am besten in Einklang und Vollständigkeit funktioniert, ohne in einer Zeit der Krise aus dem Gleichgewicht zu geraten.

Aus diesem Grund ist es am besten, aus der Quelle unserer Schöpfung zu schöpfen, wenn jeder von uns Leid und Gebrochenheit erfährt, weil wir Teil eines kreativen Systems sind, das der Regeneration bedarf. Denn niemand kann an den unsäglichen Nöten und Leiden zweifeln, die die Pandemie mit sich bringt und die Menschen weltweit erfahren.

Trauer in Krisenzeiten überwinden.

Diese gegenwärtige Pandemiekrise ist durch die Ausbreitung und die Todesopfer über Nationen und Grenzen hinweg anders als alles, was es seit Menschengedenken je gegeben hat. Sie stellt das menschliche Bedürfnis nach sozialen Aktivitäten in Umfang und Universalität schnell in den Schatten. Sie ist zu einem Ereignis mit einer historischen und prophetischen Dimension geworden.

Die heutige Generation der Menschheit hat vor und nach dem Zweiten Weltkrieg bis heute nichts Derartiges erlebt. Mehr noch, im Bereich des weltweit erlebten kollektiven und persönlichen Leidens. Die Pandemiekrise reißt die Familie auseinander und macht Nationen und Individuen machtlos gegenüber dem unsichtbaren Feind.

Es handelt sich um eine in der Weltgeschichte noch nie dagewesene Krise, in der viele Gläubige und Ungläubige gleichermaßen von der schieren Größe der Last der weltweit registrierten Verwüstungen und Todesfälle überwältigt sind. Die Embleme der Trauer haben sich nicht nur in den Haushalten

Siebtes Kapitel

vieler Nationen vervielfacht, sondern auch die Todesfälle und der Verlust der Lebensgrundlage haben in vielen Nationen zugenommen.

Die Verbreitung des Virus hat die Menschen mit negativen Gefühlen erfüllt. Die Welt blickt in die Zukunft, wenn die unerklärlichen Sorgen und Ängste zurückgehen könnten. Die lang anhaltende Pandemiekrise hat die Bedeutung und Tiefe der menschlichen Trauer und Not weitgehend neu definiert. Bei der Bewertung der Schäden ist die Möglichkeit, die ätzenden, institutionalisierten, beeinflussten Erzählungen zu verwenden, in dem Maße geschwunden, wie der Unglaube nicht mehr vorhanden ist.

Dies hat ein sorgfältiges Krisenmanagement in jeder vom Virus betroffenen Gesellschaft erforderlich gemacht. Die Situation ist einzigartig und beängstigend, und es gibt keine Anhaltspunkte dafür, wie man am besten vorankommt. Die Intensität der Situation vor Ort hat die Sozialarbeiter überwältigt, die in der Linderung von Leid und Not in verschiedenen Gesellschaften weltweit ausgebildet wurden.

Die überwältigenden negativen Emotionen, die sich aus der Krise ergeben haben, haben die Kirchen dazu veranlasst, Einsätze zu organisieren und den Betroffenen in der Gesellschaft helfende Hände zu reichen. Der effektive Beitrag vieler Ortskirchen steht vor einer Umstrukturierung, die den Dienst der Pflege und Gastfreundschaft widerspiegelt. Die kirchlichen Mitarbeiter konzentrieren sich wieder auf die Ausweitung der Einsätze, die den Betroffenen Hoffnung und Glauben bringen.

Die Einzigartigkeit der Trauer und des Stresses während der Pandemiekrise hat jedoch viel dazu beigetragen, die Art und Weise neu zu definieren, wie die Menschheit ihre Tage auf der Erde zählt. Oftmals werden in Zeiten der Trauer das Beste und das Schlimmste der Menschheit in leuchtenden Farben dargestellt.

Siebtes Kapitel

Obwohl plötzliche und lang anhaltende Trauer ein nützlicher Teil der Menschheit ist, wurde sie in den meisten täglichen Erfahrungen nicht berücksichtigt. Aber die Pandemiekrise hat all das verändert, was den Prozess der Angst untrennbar mit der Tiefe der Trauer und des Todes verbindet.

Manchmal kann der Grad der Trauer, den ein Mensch erlebt, so intensiv sein, dass die Knochen vor Angst austrocknen und Ungleichgewichte in der gesamten Lebenskapazität entstehen. Diese Erfahrung könnte parallel zu den historischen Tagen der Jabez und Benoni verlaufen, beides Kinder von Eltern, die das tiefe Stigma der Trauer erfahren haben. Ihre Eltern lebten in einer Zeit, die die Tage ihres Lebens mit Trauer identifizierte. Genauso wie Gläubige in aller Welt die gleiche Zeit der Trauer und beunruhigenden Zeiten durchleben, die durch die Coronavirus-Krise verursacht wurden.

Das gegenwärtige Weltsystem ist unkontrollierbar, völlig aus dem Gleichgewicht und richtungslos im Umgang mit der Krise. Die politischen und religiösen Führer der Welt sind in Unordnung, ohne dass das gegenwärtige gescheiterte System Fortschritte macht. Die Gläubigen wissen nicht, was sie tun sollen, wenn sich die Krise vertieft, ohne nachzulassen.

Die Pandemie-Krise entzieht sich sowohl in ihren Auswirkungen auf die Gesellschaft als auch in dem Bemühen, die Ausbreitung des Virus einzudämmen, der menschlichen Kontrolle. Die Auswirkungen der globalen Pandemie haben die Geschichte von Hiob, der über seine Fähigkeiten hinaus gelitten hat, für uns relevanter denn je gemacht. Mehr noch als in den Tagen, als die alten Propheten Israels zum ersten Mal unsägliches Leid in der Wildnis des Sinai erlebten. So wie es damals mit dem Volk Gottes war, so ist es auch heute. Genauso wie wir ähnliche Geschichten von den biblischen Vätern und Vorfahren gehört haben, wie sie die Stürme der widrigen Situationen überstanden haben.

Siebtes Kapitel

Deshalb können wir während der Pandemie-Krise, anstatt in Konflikt zu geraten und uns auf die Tiefe und die Umstände der KOVID-19-Pandemie zu fixieren, wie es die Kinder Israel am Roten Meer taten, uns mit Gott dem Heiler beschäftigen, der in der Dunkelheit einen Weg finden kann. Die Kinder Israel überwanden Trauer und Drangsal, indem sie das Bundesband und die Beziehung zum Herrn bekräftigten. In gleicher Weise können Gläubige den Pharao der Bedrängnis und Angst überwinden, indem sie den Geboten des Herrn gehorchen.

Schwierigkeiten, Kummer und Bedrängnis werden durch den Glauben und die Kraft des Herrn überschaubar. Der beste Ansatzpunkt, wenn man mit einer widrigen Situation konfrontiert wird, ist es, die Umstände durch die volle Länge des Spiegels des Wortes Gottes zu betrachten. Deshalb werden widrige Umstände klein, wenn man sie durch die Majestät des Herrn betrachtet.

Deshalb ist die beste Zeit, auf die Macht des Herrn zu fallen, wenn eine Krise eintritt. Gläubige können sich auf das größere Bild konzentrieren, während sie die Güte Gottes festhalten und schätzen. Gott lässt es zu, dass Krisen in unserem Leben geschehen, um seine Absichten und Pläne zu verwirklichen. Daher verherrlicht krisenbedingter Kummer immer den Herrn, wenn er durch die Augen des Glaubens gesehen wird. Im Leben der Gläubigen erreicht Gott oft mehr von seiner Absicht durch Schmerz und Leiden als durch irgendetwas anderes.

Oft benutzt Gott die Saat von Leid, Ärger und Widrigkeiten, um die Gläubigen zu verfeinern und zu schärfen, um ihre Fähigkeit zur Größe zu erhöhen. Gott kann auch Krisen und Widrigkeiten jeder Größenordnung nutzen, um seine Absicht in unserem Leben zu verwirklichen. Einer der besten Wege, wie unser Herr Gläubige aufbaut und formt, sind Prüfungen, Schwierigkeiten und alle Lebenserfahrungen.

Durch die neue Geburt hat Gott den Gläubigen die Fähigkeit gegeben, mit der rätselhaftesten Krise umzugehen, die im Leben auftreten kann. Die Weisheit Gottes ist ein Bollwerk in Krisenzeiten, statt Furcht vor Unglauben. Gläubige können entweder mit oder ohne Kenntnis aller mit der Situation verbundenen Fakten handeln oder reagieren. Manchmal ist es leicht, ungünstig zu reagieren und gleichzeitig alle, auch das Wetter, für unsere Umstände verantwortlich zu machen.

Chancen in der Krise

Der Ausbruch des Coronavirus, der der Welt Schwierigkeiten und interessante Zeiten beschert hat, kam auch mit ungezählten Geschichten von Not und Schmerzen, die viele Familien beeinflussten. Die Geschichte ist überall die gleiche: Menschen, die vor schwierigen Zeiten stehen und nicht wissen, was die Zukunft bringt. Ohne Rechtfertigung haben viele Menschen in der Hitze einer Pandemie-Krise, die vermeidbar wäre, wenn sich die Aufmerksamkeit der Welt in allen Fällen auf die Eindämmung der Flut konzentrieren würde, Angehörige verloren.

Das Coronavirus hat das Vinyl der falschen Hoffnung in den meisten Bereichen des Marsches unserer Zivilisation entfernt. In einer solchen Situation mögen sich die Gläubigen fragen, ob es möglich ist, die Chancen auf eine anhaltende Notlage zu übertreffen. Manche mögen fragen, was ein Gläubiger in einer Zeit der Krise tun kann.

Die Grundwahrheit bleibt, dass Gott den Gläubigen keine Befreiung von Schwierigkeiten und Kummer in dieser Welt verheißen hat. Der Herr und seine Verheißungen sind Bollwerke für die Gläubigen gegen den Ansturm des Virusausbruchs. Außerdem enthält die Bibel einen riesigen Schatz an Verheißungen an die Juden, die Heiden und die Kirche, die niemals scheitern dürfen. Gott hatte sie uns als Hoffnung für jede Lebenslage gegeben, um den Glauben in der Trübsal zu stärken.

Siebtes Kapitel

Darüber hinaus hat die erlösende Gnade Gottes die Gewissheit, in Krisenzeiten Schwierigkeiten und Angst zu überwinden. Die Liebe Gottes hindert die Gläubigen in einer Krise immer noch daran, das beste Ergebnis zu erreichen. Deshalb ist es in Krisenzeiten unerlässlich, sich an die Gnade Gottes zu erinnern, die alle Widerstände überwindet.

Der perfekte Zeitpunkt, sich auf der Kraft Gottes auszuruhen, um jede widrige Situation zu überwinden, ist jedoch der Tag der Krise. Daher ist es sicher, die Verheißungen Gottes vor dem Thron Gottes als ein Schatzwechsel darzustellen, der die Gnade Gottes einlädt. Der Gott, der sein Wort gegeben hat, hat auch einen Eid geschworen, entsprechend dem Wirken seiner Macht, das Gesagte zu erfüllen. Glaube bedeutet, dass wir an das glauben, was Er ist, und an Seine Macht, das zu erfüllen, was Er über unsere Befreiung versprochen hat. Hebräisch 10:23.

Gott ist treu und hält treu seine Bundesversprechen; in Zeiten der Krise ist es jedoch immer besser, sich an die Verheißungen Gottes zu erinnern, die nie versagen. Ganz gleich, unter welchen Umständen, die Verheißungen Gottes bleiben wahr. Da Gott seine Bundesworte hält, liegt die Verantwortung bei den Gläubigen, die sich an seine Worte erinnern müssen. Er hatte gesagt: "Ruft mich an in Zeiten der Not, und ich werde euch große und mächtige Dinge zeigen". Der Herr hatte gesagt: "Ich werde euch in der Zeit der Krise erlösen.

In Krisenzeiten ist es gewinnbringend, die Allmacht des Herrn anstelle der wütenden Furcht, die uns umgibt, zu betonen. Ganz gleich, wie unsere Umstände sind, Gott ist größer als unsere Vorstellung vom Universum, Er hat uns Seine Macht in Seinen Werken gezeigt. Er liebt uns mehr, als wir wissen und denken. In seiner Güte kann er all seine Versprechen erfüllen, um jede Krise zu überwinden, die durch eine Naturgewalt oder menschliche Fehler verursacht wird. Es ist besser, in der Liebe des Herrgottes zu wohnen, denn die Liebe Gottes drückt seine Natur aus, die das ganze Wesen unseres Herrgottes durchdringt.

Siebtes Kapitel

Deshalb will Gott eine Liebesbeziehung mit Gläubigen, die zu einer vollen Erfahrung Seiner grenzenlosen, verwandelnden Liebe heranwachsen kann. Daher ist es besser, sich an der Liebe Gottes zu erfreuen. Die beste Zeit, auf Gott zu vertrauen, ist dann, wenn Krisen jeder Größenordnung unerbittlich den Kern des Lebens eines Gläubigen treffen. Die Zeit der Krise ist die festgesetzte Zeit, in der wir unseren Glauben und unseren Glauben an die Macht des Herrgottes, unseres Erlösers Jesus Christus, stärken können.

Die Stärke Gottes kann die durch die Krise der Pandemie verursachte Schwäche überwinden. Glauben Sie an die Verheißungen Gottes, der über alles souverän ist, da er ein Gott ist, der über alles, was wir kennen, reichlich tun kann. In der Zeit der Krise müssen sich die Gläubigen mehr auf die Treue des Herrn konzentrieren, statt auf unsere ungläubigen und begrenzten Mittel.

Die gegenwärtige Krise hat den Gläubigen einen Ort echter Gemeinschaft und Kommunikation mit dem Herrn geboten. Da die beste Antwort in Krisenzeiten Gebete sind, müssen die Gläubigen so lange beten, bis es so natürlich wird wie der Atem in den Nasenlöchern. Außerdem können sich die Gläubigen so weit wie möglich an Online-Gebetsdiensten beteiligen, die Gebete und Fürbitten erfordern, die nicht vernachlässigt werden können. Der Gebetsschrank ist keine Option, wenn eine Krise gnadenlos zuschlägt.

Gott antwortet jedoch auf die Gebete der Demütigen und Gläubigen in einer Weise, die unsere Vorstellungen und Erwartungen übersteigt. Daher lautet der Aufruf, in das Gebet zu investieren, über das Gebet zu studieren und zu beten, Gebetsversen auswendig zu lernen und Bücher über Gebete zu lesen. Das Gebet hat die Macht, etwas zu bewirken, weil es einen verborgenen Einfluss darauf hat, Leben und Dinge im physischen und spirituellen Bereich zu verändern. Nur wenn Gläubige nach dem Willen Gottes beten, wie Er es in Seinem

Siebtes Kapitel

Wort befohlen hat. Es gibt keine bessere Zeit zum Fragen, Suchen und Anklopfen mit dem Versprechen einer Antwort.

Daher können die Gläubigen mit ganzem Herzen auf den Herrn vertrauen und nicht auf das persönliche Verständnis, die Kraft und die Macht. In jeder Krise ist es von größter Wichtigkeit, warten zu lernen und auf den Herrn zu vertrauen. Der Schlüssel zum Gedeihen während des Coronavirus-Ausbruchs ist der Glaube, dass Gott insgesamt souverän ist.

Die Pandemiesituation hat den Gläubigen eine große Gelegenheit geboten, ihr Vertrauen in den Herrn zu zeigen, indem sie die Stärke des Glaubens zeigen. Unsere wahre Gesinnung zeigt sich in Zeiten der Krise und in Zeiten der Prüfungen.

Jetzt ist die Zeit gekommen, auf den Plan des Herrn für Ihr Leben zu vertrauen und zu glauben, dass Gott einen guten Plan für die Gläubigen hat. Die Pläne des Herrn sagen: "Denn ich kenne meine Pläne für euch", sagt der Herr. Meine Pläne sind, euch zum Wohlstand zu verhelfen und nicht, euch zu schaden. Ich habe gute Pläne, um euch eine Zukunft voller Hoffnung zu geben". Jeremia 29:11 und Sprüche 16:9.

Da unser Gott treu ist, gefällt es ihm, wenn wir ihm vertrauen. Dann lässt uns unser Leben auf seiner Treue ruhen, im Vertrauen auf ihn und seinen Charakter. Außerdem ist Gott vertrauenswürdig und fähig, all das, was er uns offenbart hat, vertrauensvoll auszuführen. Hebräisch 11: 1-6

Die Coronavirus-Pandemie ist der Aufruf, im Glauben und nicht, wie die Bibel sagt, im Schauen zu wandeln. Es ist an der Zeit, jeden Anreiz abzulehnen und zurückzuweisen, das Problem als einen Riesen zu verherrlichen und sich selbst als Heuschrecke zu sehen. Mehr noch, wenn die Krise zuschlägt, müssen die Gläubigen den Glauben entwickeln, an das Unmögliche zu glauben und den Willen Gottes zu akzeptieren, auch wenn sie unbekannt sind. Der Wille Gottes stimmt immer mit seinen Plänen für Ihr Leben und die Welt überein.

Siebtes Kapitel

Deshalb brauchen die Gläubigen im Alltag die Gnade Gottes und müssen die Dinge finden, für die sie dankbar sein können und die ihnen helfen können, die Krise zu bewältigen. Dankbarkeit ist eine große Tugend, wenn man sich auf den Herrn konzentriert, der in Krisenzeiten die Erzählungen verändern kann. Durch den Herrn können die Gläubigen das größere Bild sehen und eine breitere Perspektive haben, die ihnen helfen kann, sich von schwierigen Umständen weniger überwältigt zu fühlen. Denn Krisen können eine Atmosphäre schaffen, die die Furcht vor dem Apostel Petrus, der den Blick vom Herrn abwandte und unterging, übertrifft.

Gott kann seine Absicht durch Krisenzeiten und widrige Erfahrungen hindurch erarbeiten und vorantreiben, so dass Gläubige seine Absicht im Leben eines Gläubigen verwirklichen können. Manchmal lässt Gott es zu. Er kann die sich bietende Gelegenheit nutzen, um unser Wachstum zu fördern und unseren geistlichen Charakter aufzubauen. Das ist der Weg, mehr von seinen Werten und seiner Stärke in unserem Leben widerzuspiegeln. Auf diese Weise können Gläubige den Schwerpunkt von der Krise der Pandemie auf den Frieden und die Stabilität verlagern, die unser Gott uns freiwillig gibt.

Die Krise überwinden

Die globale Krise von heute hat gewisse Veränderungen in der Art und Weise mit sich gebracht, wie die Menschen die Werte des Lebens einschätzen. Außerdem hat sie viele Menschen zutiefst erschüttert und sie fragen sich, was es für einen Sinn hat, in der Atmosphäre der strengen Pandemie-Maßnahmen zu leben.

Diese Situation grenzt an die Ebene einer existenziellen Krise, die die Menschheit bedroht. Diejenigen, die solche Lebenserfahrungen gemacht haben, haben Geschichten zu erzählen. So kann eine Krise die Bedrohung des Lebens für alle Betroffenen verstärken. Manchmal erleben Menschen plötzliche

Siebtes Kapitel

Wendepunkte und Momente belastenden Bewusstseins im Zusammenhang mit der Ansteckung mit dem Virus.

In einer solchen Situation ist es unerlässlich, einen Plan zur Überwindung der Krise und aller damit verbundenen Probleme zu entwickeln. In diesem Sinne beginnt das wichtigste spirituelle Prinzip, das sich bewähren kann, mit der Erneuerung des Geistes des Gläubigen im Einklang mit dem Wort Gottes.

Die biblische Anweisung, die alte Denkweise durch das Wort Gottes und die Kraft des Heiligen Geistes zu erneuern, gilt unter anderem. Daher müssen Gläubige, die die Schrecken der Pandemiekrise überwinden müssen, ihre Denkweise ändern und sich auf das Wort Gottes ausrichten.

In einem Kampf gegen die unbekannten Kräfte, die hinter jeder Krise stehen, ist ein erneuertes Denken ein unerlässlicher Schritt zum Sieg. Denn die meisten Krisen bieten den Betroffenen die Möglichkeit zu lernen, sich auf den Herrn zu konzentrieren. Sie hilft den Gläubigen, die Aufmerksamkeit von den Umständen und der Position der Niederlage, die sie umgibt, auf die Hügel des Sieges zu lenken. Indem sie die Kleider des Sieges anziehen und die Gnade Gottes überwinden.

Blicken Sie in jeder Krise zu unserem großen Gott, dem Herrn, und seinem Geist auf, der in uns lebt. Zweifellos können Gläubige Krisen überwinden, indem sie die Herrlichkeit und den Lobpreis des Herrn, Gottes, der über allem steht, hervorheben. Als Gläubige sollten wir uns immer auf das Reich der Herrlichkeit Gottes konzentrieren, anstatt die unmittelbare Gefahr der Krise zu sehen. Deshalb werden in einer Krise immer diejenigen siegen, die ihren Glauben zur Ehre Gottes setzen.

Eine der besten Übungen in einer Krisenzeit ist es, sich auf Gott, den Problemlöser, zu konzentrieren, statt auf das Problem. Sehen Sie also die Macht des Herrgottes und weisen Sie die Schwäche des Problems zurück. Gläubige können die übernatürliche Gegenwart Gottes meditieren und praktizieren,

Siebtes Kapitel

indem sie sich in der Liebe Gottes sättigen, der die Kinder bedingungslos liebt.

Gläubige können auch auf Gott vertrauen, der dafür sorgt, dass alles nach seinem Plan funktioniert und aus einer kritischen Situation Gutes hervorbringt. Wenn die Gläubigen auf der Kraft des allmächtigen Gottes ruhen, der allmächtig ist, dann geschehen gute Dinge mit einer Wende in jeder unangenehmen Situation.

Es gibt keinen besseren Zeitpunkt, um sich an die Treue Gottes zu erinnern und sich an all seine Versprechen zu erinnern, die er uns gegeben hat. Das ist die Zeit, um das Wort Gottes am Ufer des Himmels einzulösen. Die Bibel lehrt uns, uns auf das Heiligste des Glaubens zu stützen, indem wir im Glauben hinausgehen und den nächsten Schritt tun. In einer Krise sollten wir lernen, uns mehr auf die übernatürliche Gegenwart Gottes zu konzentrieren als auf die Gegenwart des Widersachers und des Unglücks.

Deshalb ist es unter allen widrigen Umständen gut, sich auf die Person, den Charakter und die Natur Gottes zu konzentrieren. Dazu gehört auch die Bereitstellung der Gnade Gottes, die durch das Wissen um die Souveränität und die Majestät Gottes und das Ausruhen auf dieser Souveränität entsteht.

Sicherlich hat der Herrscher des Universums die Macht, die Gläubigen in Krisenzeiten vor dem Zerfall zu bewahren. Denn Gott ist größer als alle, und der, der in Ihnen lebt, ist derselbe Gott. Das Wissen, dass Gott allmächtig, unendlich, grenzenlos und allmächtig ist, reicht aus, um uns in Zeiten der Not aus der Falle der Angst herauszuhalten.

Bei unserem Gott ist nichts zu schwierig für ihn, Jeremia 32,17. Deshalb wird jeder, der seinen Glauben an Gott setzt, eine unerwartete Kraft erhalten, durch die er in der Zeit der Krise hindurchsegeln kann.

Siebtes Kapitel

Gott hat die unendliche Fähigkeit, alle unsere Bedürfnisse zu befriedigen. Er kann mit jeder Krise umgehen, weil er allwissend ist und alles in seiner Gesamtheit kennt. Er ist allgegenwärtig, sieht alles und hat alle Dinge vollständig unter Kontrolle. Deshalb müssen die Gläubigen mehr auf die Güte und den Segen Gottes vertrauen, anstatt sich um das zu sorgen, was morgen auf Lager ist.

Gläubige können Krisen bewältigen, indem sie sich zwingend an die bewährten biblischen und spirituellen Prinzipien des Glaubens anschließen. Deshalb kann die Kirche in Krisenzeiten echte Lösungen und Prozesse anbieten. Deshalb müssen alle Prinzipien, die die Kirche anbietet, anpassungsfähig, nützlich und am Arbeitsplatz, zu Hause und in Gemeinschaften anwendbar sein.

Hier sind einige Dinge, die die Kirche tun kann:

- ❖ Ermutigen Sie die Gläubigen, eine Kleingruppen- und Familiengebets-Initiative zu starten, die für die Menschen in der Krise, für die Bedürfnisse unserer Mitgläubigen und Nachbarn betet. Indem sie sich mit anderen zusammenschließt, um gemeinsam für die Heilung der Infizierten und der Mitarbeiter des Gesundheitswesens zu beten.
- ❖ Die Kirche kann durch Initiativen von Mitgliedern ein Programm zur Sensibilisierung der Nachbarschaft starten. Die Kirche kann Gläubige darin schulen, Nachbarn mit der Absicht von Gottesdiensten zu kontrollieren. Ein solches Programm prüft, was unsere Nachbarn brauchen, um die Krise zu überstehen.
- ❖ Die Gläubigen können soziale Medien nutzen und Botschaften der Ermutigung und Hoffnung einstellen und weiterleiten. Gläubige können wunderbare Predigten und Notizen zu Bibelstudien auf persönlichen Soziale-Medien-Handgriff posten.

Siebtes Kapitel

- ❖ Die Kirche oder die Gläubigen können auch eine Kleingruppe online einrichten. Es ist so einfach, ein virtuelles Bibelstudium von zu Hause aus durchzuführen.
- ❖ Die Kirche kann nach der Sonntagsschule ein Kinder-Bibelunterrichtsklassenmodell starten. Diejenigen, die Kinder haben, können damit beginnen, sie nach dem ersten Teil des Glaubens nachzubilden. Die Kinder müssen wissen, dass Gott alle Dinge kontrolliert. Er allein kann alle Dinge wiederherstellen und uns unsere Ängste nehmen, wenn wir auf ihn vertrauen.

Außerdem kann der einzelne Gläubige ein Beispiel für das Gute sein, das ein wahrhaft christliches Leben mit sich bringen kann. Der Gläubige kann zu einem bedeutenden Faktor werden, der den Verlorenen hilft, die Güte Gottes zu erkennen. Ein wahrhaft christliches Leben inmitten von Schwierigkeiten wie dem Coronavirus zu führen, ist ein großer Wendepunkt.

Der Christ kann die Person sein, die anderen in Ihrer Nachbarschaft Christus vorlebt. Gläubige können nach Gelegenheiten suchen und sich selbst in die Lage versetzen, anderen die Gründe für ihr Vertrauen auf Gott zu erklären, da die Welt in Panik gerät.

Denn als Gläubige werden wir vielleicht nie wissen, wie unsere Diensthandlungen einen bedeutenden Einfluss auf andere haben können. Dies könnte der Augenblick in Ihrem Leben sein, in dem Gott Sie für "eine solche Zeit wie diese" beruft. Wenn die Führungspersönlichkeiten die Ressourcen der Kirche darauf konzentrieren, anderen zu helfen, ihre Bedürfnisse zu erfüllen, werden die Gläubigen Freude und die Zustimmung des Herrn finden, wobei der Herr zu "gut gemachten, guten und treuen Dienern" sagt.

Die beste Zeit, Christus der Welt zu zeigen, ist während und nach der Krise. Es ist die Zeit, Mitgefühl füreinander und für andere, die in der Gesellschaft weniger Glück haben, zu zeigen.

Mit Mitgefühl für den anderen Nachbarn in der Ferne oder in der Nähe in ihrem täglichen Überlebenskampf. Es ist an der Zeit, Bande der Freundschaft und Kameradschaft zu knüpfen, die die Bedürftigen, die Obdachlosen in unser Heim bringen.

Durch Krisen können Gläubige ein hohes Maß an persönlicher und gemeinschaftlicher Sensibilität anstelle von institutioneller Nächstenliebe zeigen. Die leidende Welt wartet darauf, die Gläubigen zu empfangen, die ihr Leben aufs Spiel gesetzt haben, während sie alles riskieren, um die von den wirtschaftlichen, physischen und spirituellen Folgen der Krise Betroffenen zu schützen und ihnen zu dienen.

Spirituelle Desinfizierung und die Krise?

Nach der Bibel liebt und unterstützt Gott die Sauberkeit der Gläubigen als eine Tugend. In der Wüste befahl der Herr den Kindern Israels, Sauberkeit zu bewahren. Aus diesem Grund unterstehen Gläubige, die den Befehlen der Regierung gehorchen, der Regierung in Christus, der Herr aller ist. Die Gesetze der Länder sind indirekt die Gebote Gottes.

In dem Bemühen, die Flut von Infektionen auf der ganzen Welt einzudämmen, befehlen die Gesundheitsbehörden, die in Verbindung mit der Regierung arbeiten, den Bürgern überall auf der Welt, sich täglich die Hände zu waschen. Das ist ein Prozess, der von allen verlangt wird, nachdem sie mit anderen in Kontakt gekommen sind. Darüber hinaus sind das Tragen einer Gesichtsmaske und die Beibehaltung sozialer Distanz bei jedem Ausflug erforderlich.

Die Einfachheit des Händewaschens mag unwichtig erscheinen, ist aber sehr wichtig, um die Ausbreitung des Virus und die Maßnahme der sozialen Distanzierung zu minimieren. Diese sind sehr wirksam, um den Kontakt von Person zu Person zu unterbinden. Der einzelne Bürger trägt in dieser Zeit des

Siebtes Kapitel

Coronavirus-Angriffs eine große Verantwortung dafür, die Ausbreitung der Pandemie zu stoppen.

Die Dinge des irdischen Reiches haben eine Entsprechung mit den geistigen Dingen Gottes im himmlischen Reich. Die Gesellschaft kann die Dinge im physischen Bereich praktizieren und hat eine Parallele im spirituellen Bereich, der die sichtbare Welt kontrolliert. Auf der Erde waschen wir unsere Hände und Füße, um sauber zu bleiben. Im spirituellen Bereich der Welt des Herrn müssen Gläubige im Brunnen des Lebens spirituelle Hände und Füße waschen, um ihre spirituelle Gesundheit zu erhalten. Denn Gott der Herr hat uns auch befohlen, täglich geistlich zu reinigen.

Die wahren Gläubigen beginnen gerade erst zu entdecken, dass Weihwasser, Öl, Abzeichen und Taschentücher kein Handdesinfektionsmittel sind, um die Ausbreitung des Virus zu stoppen. Auch, dass die religiösen Insignien weder ein Heilmittel zur Heilung von Kranken noch ein bewährter Impfstoff sind, um die Möglichkeit einer Infektion einzudämmen. Die Pandemie hat gefälschte Kirchen und Pastoren, Bischöfe, Apostel und Propheten entlarvt, denen die Tricks und der unterhaltsame Gottesdienst, der die Massen täuscht, ausgegangen sind.

Es stellt sich die Frage, wie die Gläubigen dieses Niveau geistlicher Sauberkeit aufrechterhalten können. Wie können die Gläubigen die Hände und das Herz im Wort und Licht Gottes waschen? Wie können sich die Gläubigen im Wort und Licht Gottes ständig waschen? Die Antwort ist geistliche Reinheit. Dieser kontinuierliche Prozess verkörpert die heiligenden Werke des Heiligen Geistes.

Die Schritte der Heilung oder geistlichen Bereinigung beginnen, wenn ein Gläubiger die Herrschaft des Herrn Jesus und die Wirksamkeit der vollendeten Werke annimmt. Die Bibel nennt es auch die Gabe, die Sünde eines Gläubigen abzuwaschen. Die Bibel nennt es die Waschung der Wiedergeburt und die Erneuerung des Heiligen Geistes.

Siebtes Kapitel

Der Herr benutzt den Prozess, um mit den Sünden der Gläubigen umzugehen. Das Wasser des Wortes und das Blut Jesu reinigen die Gläubigen besser als das Blut von Stieren. Der Heilige Geist kann die Gläubigen durch Seine Gegenwart und das Wort Gottes desinfizieren. Das Blut Christi ist das wahre Desinfektionsmittel gegen den Virus der Sünde.

Der Heiligungsfortschritt erfolgt sowohl unmittelbar während der Bekehrung als auch kontinuierlich durch die Werke des Heiligen Geistes. Deshalb ist rein, wer sein Gewand im Blut des Lammes gewaschen hat. Auf einer anderen Ebene stellt das tägliche Waschen des Herzens und der Hände, wie der Herr es verlangt, die Reinigung des äußeren und des inneren Menschen dar. Die Reinigung des geistlichen und natürlichen Menschen von innen und außen ist eine Handlung, die dem Herrn wohlgefällig ist.

Der Herr gebietet uns, alle Verunreinigungen in unserem geistlichen Leben abzuwaschen. Dazu gehört auch die ganze Unreinheit des Fleisches und des Geistes, wie:

- ❖ Alle Praktiken des Bösen, die sich gegen unsere Brüder und Schwestern aus derselben oder anderen Konfessionen auf der Grundlage ihrer Lehre und Praxis richten. Da Gott der Richter ist. Gläubige können nicht den Diener eines anderen Menschen richten.
- ❖ Das Beherbergen von Neid, Eifersucht, Vorenthalten von Vergebung, Rachsucht, Groll, Bitterkeit gegen Ihre Brüder und Schwestern.
- ❖ Das Beherbergen von Feindschaft, Unfreundlichkeit, Zorn und Wut unter Gläubigen und den Unerlösten.

Überempfindlichkeit, Urteilsvermögen, Kritik, Betrug, Hass, Unerbittlichkeit und Heuchelei gegenüber anderen, nur in der Kirche.

Dies sind einige Dinge, die wir in der Pandemiezeit aus unserem Leben auswaschen können. Wir brauchen eine Überprüfung unseres geistlichen Lebens. Die Gläubigen

Siebtes Kapitel

müssen eine Bestandsaufnahme aller Dinge vornehmen, die in unserem Leben aktiv oder inaktiv sind.

Das wichtigste Desinfektionsmittel ist der Heilige Geist. Er ist es, den wir brauchen, um unsere Herzen und geistlichen Hände zu waschen. Der Heilige Geist erfordert eine freie Hand, um die gewünschte Reinigung in unserem Leben durchzuführen.

Die Kirche muss die Gläubigen dazu ermutigen, sich in der Pfütze des Blutes des Immanuels zu waschen. Dies sind einfache, aber für einen Gläubigen notwendige Dinge. Schließlich kann sich jeder mit dem Wasser der Heiligen Schrift und dem Reinigungsmittel des Heiligen Geistes reinwaschen. Und die Kirche marschiert weiter. Die Tore des Hades können sie nicht besiegen.

Achtes Kapitel.

Die neuen Herausforderungen.

"Was auch immer Ihre Hand zu tun findet, tun Sie es mit Ihrer Kraft; denn im Grab, wohin Sie gehen, gibt es keine Arbeit oder Vorrichtung oder Wissen oder Weisheit.

Prediger 9:10

Die KOVID-19-Pandemie könnte als eine wiederkehrende Krise enden, die eine Generation lang andauern könnte. Denn das Virus wird nirgendwo verschwinden, bis die Welt einen sinnvollen Ausweg aus der Bedrohung findet. Die Pandemie birgt viel Leid für die Menschheit in sich.

Nicht nur das, sondern auch die Grenzen der medizinischen Wissenschaft werden immer weiter gesteckt. Viele Institute, die auf der Suche nach einem Impfstoff sind, beginnen mit Forschungen, die nie am Menschen versucht wurden. Die Krise hat die Aufgabe, den gegenwärtigen Fortschritt der wissenschaftlichen Erkenntnisse zu begrenzen.

Die Krise stellt eine potentielle Gefahr und eine enorme Herausforderung für die Welt der Politik, Wissenschaft, des Gesundheitswesens und der Religion dar. Sie könnte die Fortschritte und Durchbrüche um Jahre zurückwerfen. Tatsächlich hat sie es uns als Individuen ermöglicht, über die existentiellen Bedrohungen und Grenzen hinauszusehen, die den stetigen Marsch unserer Zivilisation behindern.

Achtes Kapitel.

Die Krise hat dazu geführt, dass innovative Verfahren eröffnet wurden, um auf andere Menschen zuzugehen und sie mit dem Evangelium zu trösten. Mit Wegen, damit Gott die Welt sättigen kann. Die Pandemie hat auch den Gesundheitszustand von Nationen und Bürgern verschlechtert. Denn das Virus respektiert nicht die nationalen Grenzen, die die Menschheit in Rassen, Länder und Kulturen trennen.

Daher könnte die Krise Quelle, Katalysator und Motivator für das Entstehen einer neuen Führung sein, die offen ist für eine neue Welt jenseits unserer irdischen Küsten.

Trauriger weise haben viele bekennende Kirchen den Dienst Formen nachlässiger und falscher Sicherheit ausgesetzt, indem sie die Kirche vor und während des Coronavirus-Ausbruchs nicht mit der göttlichen Herrlichkeit des Herrn bekleidet haben. Dies hat dazu geführt, dass die Kirche einen hohen Preis und einen hohen Stellenwert in dem in vielen Ländern der Welt gemeldeten Ausmaß der Übertragung des Virus hat. Die unsensible Haltung vieler Kirchen hat zu Herausforderungen für die Leiter und die Verwaltung der Kirche geführt.

Die Pandemien haben die Kirchenleitungen auch veranlasst, ihre Strategie neu zu überdenken, indem sie ihr Verständnis für die Herausforderungen und Möglichkeiten, denen die Kirche in den kommenden Jahren gegenübersteht, vertieft haben. In dem Sinne, dass die Kirche in der Führung Belastbarkeit und ausgezeichnete Solidarität zeigen muss, mit Mitgefühl für die Betroffenen.

Darüber hinaus müssen die kirchlichen Mitarbeiter und Führungspersönlichkeiten das Niveau ihres kulturellen und sozialen Engagements erhöhen und eine starke empathische Neigung gegenüber den Schwachen, einschließlich der stark gefährdeten und verwundbaren Menschen in der Gesellschaft, zeigen.

In der säkularen Welt spiegeln die täglichen Nachrichten auf dem Fernsehbildschirm eher die Herausforderungen wider, mit denen Ärzte, Krankenschwestern und Gesundheitshelfer konfrontiert sind, die die Bürger mit guten Praktiken ermutigen wollen.

Während wir manchmal, nur in Ländern der Dritten Welt, Beamte mit erhobenen Händen im Gebet finden, die zu Gott um Barmherzigkeit schreien. Sie wissen, dass Gott allein Antworten in Weisheit und Wissen geben kann, um den Jüngern der Wissenschaft zu helfen, entweder den Impfstoff oder das Heilmittel zur Bekämpfung des Virus zu entdecken.

Die Pandemiekrise zeigt zum ersten Mal, dass die egoistischen Interessen und Wünsche der Menschen den Bedürfnissen der weniger Glücklichen und Verletzlichen in der Gesellschaft untergeordnet sind.

Außerdem haben die gegenwärtigen globalen Krisen den lange gehegten Mythos von der großen Erweckung, die vor dem zweiten Kommen unseres Herrn Jesus Christus über die Erde fegen wird, zerschlagen. Die Pandemie hat einige dramatische Momente und Szenen in das Generationenspektrum der Gesellschaft eingeführt, die bis in die Zukunft andauern können.

Die Pandemie hat die Art und Weise beeinflusst, wie die Gesellschaft die Heiligkeit des menschlichen Lebens versteht und interpretiert. Der beträchtliche Verlust an Menschenleben aufgrund der Pandemiekrise hat das Bewusstsein vieler Menschen geweckt. Sie bringt seismische Veränderungen in jeden Aspekt der Gesellschaft.

Neue Normalität im kirchlichen Dienst

Die Krise hat mit der weit verbreiteten Absage von öffentlichen Gottesdiensten eine zusätzliche Dimension in die Gottesdienste eingeführt. Die Angst vor Verunreinigung ist nicht der einzige Grund, der viele Kirchen dazu gezwungen hat, Gottesdienste bis auf weiteres entweder einzuschränken oder abzusagen.

Achtes Kapitel.

Der wahre Grund für die Aussetzung des Gottesdienstes ist der Gehorsam gegenüber dem gesunden Menschenverstand und die Maßnahmen der Regierung, die den Befehl zum Schutz der gesamten Bevölkerung erlassen hat.

Diese Maßnahme gilt für alle Versammlungen in Kirchengebäuden, einschließlich solcher, die eine Hausgemeinschaft von mehr als einem Familienmitglied haben. Diese Maßnahme hat den Gläubigen, die sich nach Gemeinschaft mit anderen Mitgliedern sehnen, unsägliche Schwierigkeiten bereitet.

Die Auswirkungen der Schließung auf das kirchliche Leben werden immer störender und gehen über das hinaus, was viele Führungspersönlichkeiten ursprünglich vorausgesagt hatten. Wegen der sozialen und geistlichen Atmosphäre, die in der Versammlung der Heiligen in den Gottesdiensten herrscht.

Es wird immer wahrscheinlicher, dass viele Gläubige und Suchende nicht mehr zurückkehren werden, wenn die Pandemie vorüber ist. Vielleicht werden viele vorübergehend zurückfallen oder in eine Phase der Abkühlung eintreten, in der sie in ihrer Treue zum Glauben nachlassen. Prophetisch gesehen ist dies ein Bild des biblischen Samens, der mit ein wenig Mutterboden auf den Boden gefallen ist.

Am beunruhigend Sten und verwirrend Sten ist jedoch, dass die Gläubigen sich der Situation der Kirche vor und nach dem Weltkrieg nicht bewusst sind. Während dieser Periode der Geschichte wurden die Gottesdienste ungehindert weitergeführt, selbst auf dem Höhepunkt der Weltkriege.

Heute lassen sich dieselben Situationen mit den Ereignissen während des Zweiten Weltkriegs vergleichen. Während dieses Krieges, ohne dass die Gottesdienste abgesagt wurden, lieferten sich die sich bekriegenden Fraktionen einen erbitterten Kampf.

Achtes Kapitel.

Die Widerstandsfähigkeit der Gläubigen ohne eine formelle Kirchengemeinschaft hat sich jedoch als eine der großen Überraschungen unserer Zeit erwiesen. Denn die Zusammenkünfte der Gemeinschaft sind ein bewährtes Mittel gegen Einsamkeit, Verzweiflung und geistliche Schwäche. Weil das kirchliche Umfeld eine Quelle spiritueller, psychologischer und emotionaler Unterstützung ist, die ein integraler Bestandteil unseres Lebens ist.

Außerdem haben die kirchlichen Dienste dazu beigetragen, die Auswirkungen jeder sozialen und kulturellen Isolation zu mildern. Sie hat immens dazu beigetragen, die gesellschaftlichen Probleme der psychischen Gesundheit unserer Zeit zu lösen. Dieser Trend birgt jedoch die Gefahr einer Aussetzung, da die Kirche aufgrund der KOVID-19-Krise weiterhin untätig bleibt. Mit der Möglichkeit eines Anstiegs der Rate der sozialen Erkrankungen unter den Gläubigen während und nach der Krise.

Den kirchlichen Diensten kommt in unserer Gesellschaft eine herausragende Rolle zu, indem sie dem Leben auf einer tieferen Ebene einen realen und spirituellen Sinn geben. Er fungiert als eine definitive Quelle der Identität, des Zwecks und der Bedeutung, die Führung und Gründe liefert, um der Ganzheit unserer spirituellen Existenz einen Sinn zu geben. Denn unser Glaube war schon immer ein Sammelpunkt, insbesondere unter Umständen, die von Leid und Trübsal gekennzeichnet sind.

Die Kirche und die Ewigkeit

Die weltweit prekäre Situation hat bewiesen, dass die Welt kein sicherer Ort mehr ist. Die Welt ist zu einem belagerten Territorium geworden, das lange Zeit dauern kann. Die Pandemiekrise ist ein Ereignis, das die Existenz der prekären Situation auf der Erde deutlich gemacht hat. Unter dem gegenwärtigen Klima haben sich die Zeiten geändert; die menschliche Existenz ist zu einem Luxus geworden. Von nun an

Achtes Kapitel.

können Leben und Ewigkeit nicht mehr als selbstverständlich angesehen werden.

Außerdem hat die Pandemiekrise Gläubige weltweit dazu bewegt, die wahre Natur und den Sinn der Kirche in Frage zu stellen. In vielen Gemeinschaften hat die Krise die Gläubigen gezwungen, Antworten auf die wichtigste Frage nach der Realität der Ewigkeit und dem Platz Gottes in ihrem Leben zu finden.

Die Krise hat die Gläubigen dazu veranlasst, eine persönliche Prüfung ihres Glaubens an Christus zu versuchen. Es ist eine gesunde Entwicklung, da dieser Prozess der Kirche helfen kann, ihre Nützlichkeit in der Gesellschaft wieder zu entdecken. Da der Einzelne mit der Ernsthaftigkeit der Lebensfragen konfrontiert werden kann. Die Pandemie hat bei den Unterbreiteten die wichtige Frage aufgeworfen, wo sie in ihrer Beziehung zum Herrn stehen.

Zwar mag es einige verwirren, wenn sie das, was sie geglaubt haben, auf die Wahrheit der Wohnung Gottes hin überprüfen. Andere mit der Oberflächlichkeit der heutigen Lehre mögen es sehr leicht finden, zu glauben, dass Gott im Gebäude der Kirche wohnt. Denn viele besuchten den Gottesdienst in der Hoffnung, Gott im Kirchengebäude zu begegnen, das geschlossen bleibt.

Einige traditionelle Kirchen haben die ganze Zeit über Dinge gelehrt, die sich von der Wahrheit des Evangeliums unterscheiden. Deshalb fällt es den Gläubigen schwer, die Wohnstätte des Herrn mit der Wirklichkeit zu verbinden und gleichzusetzen. Manche Gläubige sind sich der Realität der Ewigkeit aufgrund der falschen Lehren, die in einigen Lehren von heute zu finden sind, am Ende nicht mehr sicher.

In der Vergangenheit lehnten wahre traditionelle Gläubige den Glauben ab, dass Gott in den Tempeln und Gebäuden aus Ziegelsteinen und Betonmauern wohnt. Damit ist das Verständnis der Gläubigen für die Kirche über ein bloßes

Achtes Kapitel.

Gebäude hinaus gereift, das sich von der gigantischen Kuppelstruktur Roms oder den Glasmalereien in London unterscheidet.

So hat sich die Definition der Kirche dank der Isolationsordnung der Regierung vom Gewöhnlichen zum Außergewöhnlichen und vom Natürlichen zum Übernatürlichen verschoben. Im Übrigen hatte der Apostel Paulus die gleiche Frage beantwortet, als er zu den Griechen sprach, die sich in Athen versammelt hatten, um den "Unbekannten Gott" anzubeten.

Die Bibel offenbart unmissverständlich, dass die Kirche ein Körper aus lebendigen Steinen, lebenden Gliedern und lebenden Organismen ist. Die Kirche ist auch ein neuer Mensch, erneuert nach dem Bild Christi und geformt nach dem Bild Gottes. Denn die Kirche ist kein mit Händen gemachtes Gebäude, sondern ein ohne Hände gemachtes Gebäude, der Leib Christi.

Dies ist die Summe des Briefes, den Paulus an die Gläubigen in Ephesus geschrieben hat. Das einzige Buch, das die Kirche Christi in sechs Typen beschreibt. Der Brief offenbart in sechs Kapiteln die Kirche, wie sie vom Herrn eingesetzt wurde. Die Bibel definiert die Kirche auch in einigen wenigen Kapiteln aus den Briefen an die Korinther und aus dem Brief des Apostels Petrus.

Missionen und Gemeinschaft

Der Ernst der gegenwärtigen Situation und der Umstände erfordert eine neue Normalität, die sich in unseren Tagen langsam als ein systematisches kirchliches Programm herausbildet, das die alten Wege ersetzen soll. Das Coronavirus hat den kirchlichen Programmen auf einzigartige Weise einen tödlichen Schlag versetzt, und zwar auf eine Art und Weise, die man nicht kennt und die man sich nicht vorstellen kann.

Achtes Kapitel.

Die spontane Ankunft der Pandemie hat die Ortskirchen weltweit völlig aus den Angeln gehoben. Aber sie hat Möglichkeiten geschaffen, Mission, Gottesdienste und Gebetstreffen auf unvorstellbare Weise zu verstärken.

Daher hat die Pandemiekrise das Bedürfnis und die Bedeutung einer dauerhaften, erbaulichen und engen Gemeinschaft unter den Gläubigen, die den allgemeinen Leib Christi bilden, verstärkt. Denn die Kirchengemeinschaft ist eine der zentralen, einigenden Praktiken im Dienst unter den Gläubigen.

Die Bibel gebot den Gläubigen ausdrücklich, in Gemeinschaft zu bleiben. So wie unser Herr die Gläubigen ermutigte, den Leib zu stärken. Das Bedürfnis nach einer lebendigen Gemeinschaft ist der Baustein, der alle Merkmale der gottgefälligen Tugenden der Christusähnlichkeit offenbart

Die Krise hat die Kirche dazu veranlasst, die heilsamen Glaubensgrundsätze im Einklang mit der neuen Realität neu zu definieren. Viele sind zu der Tatsache erwacht, dass die Gläubigen ein Leib in Christus sind und die einzigartige Verantwortung teilen, die Gesellschaft und das Wohl der anderen aufzuklären.

Langsam entwickelt sich weltweit das Verständnis, dass der Dienst Gottes würdig und vorrangig für all das ist, was den Menschen wichtig ist. Mehr denn je verstehen die Gläubigen jetzt die lebenswichtige Notwendigkeit, Hüter der Brüder zu sein, die sich über den Zustand von Freunden und Familie informieren. Die Nutzung der sozialen Medien, des Telefons und der Internetanwendung hat zugenommen und gleichzeitig die Flammen der Gemeinschaft entzündet.

Die Coronavirus-Pandemie hat uns zwar von unserer gewohnten engen physischen Präsenz abgehalten, aber die Krise hat unsere virtuelle Beziehung verstärkt.

Achtes Kapitel.

Die Vorhersage der dauerhaften Auswirkungen der Krise in den verschiedenen Abteilungen der Kirche wird jedoch Zeit und Geduld erfordern. Es lohnt sich jedoch, an die Worte unseres Herrn für die letzten Tage als unsere Hoffnung in Krisenzeiten zu erinnern. Vielleicht wird die Kirche ihre Führungspersönlichkeiten nach der Ära der Pandemiekrise auf einem höheren Niveau der Gemeinschaft zur Verantwortung ziehen.

Die Zunahme der Qualität der kirchlichen Gemeinschaft ist eine positive Entwicklung, die den Gläubigen helfen soll, den Wert dessen wiederzuentdecken, was für den Glauben wesentlich ist. Dazu gehören der Wert von Ehrlichkeit, Transparenz, genauer Kenntnis und das Wirken des Heiligen Geistes.

Mehr auch, dass die Gläubigen die christliche Solidarität und den Wiederaufbau der Gemeinschaft mit der Erkenntnis schätzen mögen, wie wichtig es ist, dass die christliche Gemeinschaft funktioniert. Denn in Krisenzeiten gibt es einen erhöhten geistlichen Hunger nach dem Verständnis des Sinns von Menschlichkeit und Leben.

Die Sehnsucht nach einem Hauch spiritueller Realität in dieser Zeit der physischen und sozialen Distanzierung wird mit der Vertiefung der Krise zunehmen. Wenn wir jedoch in Zeiten großer Prüfungen leben, können wir uns immer daran erinnern, dass Gott einen Ausweg aus keinem Weg finden wird und dass Schwierigkeiten nicht ewig andauern werden, weil sie nicht immer andauern. Es gibt immer Hoffnung, wenn Gläubige von Angst und Todesangst umgeben sind.

Wenn wir uns sonntags mit unseren Pastoren, Lehrern und Leitern auf unserem Laptop oder dem Fernseher treffen, lassen Sie die Gläubigen darüber nachdenken, was es bedeutet, ein Glied des Leibes Christi zu sein. Da die Gläubigen keinen Zugang mehr zu den Versammlungen der Ortsgemeinde haben,

Achtes Kapitel.

sollten wir auch darüber nachdenken, was es wirklich bedeutet, eine Kirche zu sein.

Der Herr nutzt immer die Zeit der Prüfung, um uns im Glauben zu stärken. Die Gnade des Augenblicks kann uns helfen, mit Heilung in ihren Flügeln auf die andere Seite des Flusses hinüberzugehen.

Was geschieht als Nächstes?

Die Pandemie hat alle Bereiche der Gesellschaft in Mitleidenschaft gezogen. Die Welt bleibt ein Ort voller Überraschungen, zu denen alle Ereignisse gehören, die sich dem menschlichen Verständnis und der menschlichen Interpretation entziehen. All das, weil sich die Menschheit in Zeiten der Krise mit einer Rücklaufsperre-Mentalität programmiert hat. Weil sich die Menschheit in Schwierigkeiten nicht ausreichend entwickelt hat. Deshalb ist es leicht, die Kontrolle an einen wahnhaften Glauben abzugeben.

Bis jetzt hat die Menschheit all die gute Vorsehung verachtet, die der Welt hätte helfen können, sich streng an die Kontrollen und Gleichgewichte zu halten, die die Kontinuität in der Natur fördern. Deshalb sind der Welt die Selbstlosigkeit und vernünftigen Führer mit Weitsicht und Leistungswillen ausgegangen.

Nach vielen Jahren des Missbrauchs und der Vernachlässigung ist die Welt zu einem Schauplatz eines toxischen Niveaus von Wahnsinn geworden, der keine Grenzen kennt. Aus diesem Grund erlebt die Welt von heute unbeschreiblichen Schmerz und entsetzliche Gebrochenheit. Sie spiegelt wider, was die Zukunft für die Menschheit bereithält.

Der Spezialist für Infektionskrankheiten sprach, lange bevor die Entfaltung des prekären pandemischen Unglücks in den Mittelpunkt des Weltgeschehens rückte. Die Pandemiekrise wurde zum Beschleuniger des Prozesses des entropischen

Achtes Kapitel.

Zerfalls, der vor langer Zeit begann. Die Notlage hat dazu beigetragen, die Verwundbarkeit und das Versagen des gegenwärtigen sozioökonomischen Systems, das die Nationen regiert, ans Licht zu bringen.

Auch die unbestreitbaren, aber beunruhigenden kalten Konflikte zwischen den Nationen erhöhen nur die Wahrscheinlichkeit, dass ein katastrophalerer Wendepunkt bevorsteht.

Der Zustand der sich entfaltenden Ereignisse hat sich bis zum Ausmaß eines freien Falls verschlechtert. Die Lage verschlechtert sich von Tag zu Tag. Das Tempo des nachhaltigen Wachstums in der Welt hat sich seit langem verlangsamt und befindet sich nun auf einem Abwärtstrend, was auf die vielen destruktiven Politiken zurückzuführen ist, die viele Nationen auf Kosten der Umstrukturierung der strategischen Interessen durchgeführt hatten.

Die Notlage zeigt auch, dass die meisten zivilisierten Nationen eine Katastrophe waren, die nur darauf wartete, zu geschehen. Die Nationen der Erde sind ausnahmslos ungeordnet, aus dem Gleichgewicht geraten und auf ihrem Weg entgleist. Die fortgeschrittenen Nationen sind vom Pfad der wahren Menschlichkeit abgewichen, indem sie Politiken umgesetzt haben, die von den vorsätzlich unwissenden Menschen ohne Orientierung erfunden wurden.

Die heutigen Führer der Welt haben nichts zu bieten, um die Erde zu einem besseren Ort zu machen. Sie haben die Erde viel schlimmer hinterlassen als ein verlorenes, kauerndes und verwundetes Geschöpf, das zur Zerstörung bestimmt ist. Die Weltbewohner machen sich auch mitschuldig an diesem Prozess, weil sie sich weigern zu handeln, nachdem sie die prekäre Situation der Erde verstanden haben.

Die erste Phase der Krise begann jedoch vor langer Zeit mit der verfahrenstechnischen Entwurzelung der vom Schöpfer der Natur angelegten natürlichen Hecken. Ohne zu wissen, dass

Achtes Kapitel.

jeder Eingriff, jede Störung oder Verzerrung der Naturgesetze immer mit hohen Kosten verbunden ist, die sich mit der Zeit anhäufen können. Die Pandemie-Katastrophe könnte die Revolte der Natur gegen den Missbrauch durch den Menschen sein.

In einer von Ungewissheit geprägten Welt ist der KOVID-19 die neue Phase der schlimmeren Dinge, die noch kommen werden. Er hat dazu beigetragen, die Abwärtsbewegung in der Welt in Richtung eines Showdowns mit seltsamen Kräften, die in verschiedenen Regionen der Welt auftreten, zu beschleunigen. Aufgrund einer unangemessenen Politisierung hat sich der Ausbruch der Pandemie bisher wie eine Abrissbirne erwiesen, die auf einem blinden, zerstörerischen Weg von Punkt zu Punkt rast und Verwüstung anrichtet.

Jetzt sind die Dinge, die von den politischen, religiösen und kulturellen Führern des Volkes verborgen wurden, die trügerische Annahmen benutzen, um Emotionen zu wecken, ans Licht gekommen. Die Situationen, die jenseits der Beobachtungen des investigativen Journalisten, der Meinungen und des subjektiven Urteils lagen, sind in Reichweite der Enthüllung gekommen. Außerdem hat der Ausbruch eine Krise in den psychologischen, wirtschaftlichen, religiösen und gesundheitlichen Bereichen jeder Gesellschaft verursacht.

Die überraschendste Tatsache ist, dass viele Nationen nicht wahrheitsgetreu, sondern absichtlich daran beteiligt sind, die genauen Opferzahlen zu verbergen. Die autoritativen Leugnungen der Fakten über die Auswirkungen des Coronavirus sind ein Schandfleck im Gefüge der Gesellschaft. Die Situation in vielen Ländern ist außer Kontrolle geraten. Die schrecklichen Folgen, wenn man Licht in die Geschehnisse im Land wirft, sind enorm.

Es überrascht nicht, dass Menschen und Nationen sich mit dem Unbekannten abgefunden haben und als müder Wanderer hilflos geworden sind. Sie versuchen, die Wahrheit

Achtes Kapitel.

herauszufinden, während sie das Labyrinth von Staatsgeheimnissen und vorsätzlichen Fehlinformationen durchforsten, die von Tag zu Tag dunkler werden.

Die Coronavirus-Pandemie hat die Betroffenen, die die Welt schon seit langem warnen, gerechtfertigt. Mehr noch, die Bedrohung durch den Ausbruch des Coronavirus wurde kürzlich auf den neuen Status einer Pandemie-Krise hochgestuft. In der Zwischenzeit hat die Krise viele neue Unbekannte in die Gleichung eingebracht und gleichzeitig die Realität der bereits zerbrochenen und trostlosen Erde vor Augen geführt.

Der Ausbruch der Pandemie macht allmählich allen klar, dass die Welt nicht weitermachen kann, zusammen mit dem gleichen alten Muster von Nachlässigkeit und Verantwortungslosigkeit. Die Menschen auf der Erde müssen früher als später die Richtung ändern, denn das Schlimmste steht noch bevor.

Als sich die Weltmächte zusammenschlossen, um neue Memoranden der Zusammenarbeit in verschiedenen politischen und religiösen Blöcken zu erstellen, kam es zu einer Pandemie. Der Ausbruch überraschte alle, sowohl die Kleinen als auch die Großen, die Reichen und die Armen.

Lange Zeit hat sich die Welt auf den Tag vorbereitet, an dem sie sagen würde: "Endlich Frieden", wir sind angekommen, lasst uns alle in Frieden unter unseren Feigenbäumen wohnen. Nach dem Kalten Krieg hat sich der Schwung zur Schaffung einer Ära des relativen Weltfriedens mit Sicherheit stetig verstärkt. Doch all die hohen Erwartungen und Beratungen brachen in einem Augenblick zusammen.

Alle Anzeichen deuten darauf hin, dass sich die Krise rasch zu einer großen Bedrohung entwickelt und alle bisherigen globalen Errungenschaften zunichtemacht, da ein feuriger Tornado an Stärke gewinnt, um unsere kollektive Zivilisation zu zerstören. Denn die Coronavirus-Pandemie ist ein unbekannter

Achtes Kapitel.

Faktor in der Welt der Seuchen und des apokalyptischen Endzeitszenarios.

Die gegenwärtige Pandemie formt die Welt und die Art und Weise, wie die Welt die Realität wahrnimmt, schnell um. Sie definiert das Weltbild der Welt von politischen, wirtschaftlichen und religiösen Fortschritten in Bezug auf die Essentialität des Lebens schnell neu. Mehr noch, sie hat dazu beigetragen, die Aufmerksamkeit der Welt wieder auf den Grad der Polarisierung und Überpolitisierung der Hauptprobleme unserer Zivilisation zu lenken. Sie hat charakteristischerweise eine große Zahl von Menschen in einen fortwährenden Zustand der Neubewertung ihrer körperlichen, geistigen und seelischen Gesundheit gezwungen, während sie gleichzeitig viele Menschen in einer Paniksituation, in Schwierigkeiten und in selektiver Isolation gestrandet zurückgelassen hat.

Die kirchliche Erwartung

Der Ausbruch des Coronavirus hat die sichtbare und lokale Kirche in ihren Diensten für die Öffentlichkeit in vielerlei Hinsicht tief verletzt. Sie hat durch die Folgen des anhaltenden, störenden Virusausbruchs Generationsrückschläge erlitten. Es ist jedoch keine Überraschung, wenn man die gegenwärtige Situation mit den harten Tagen vergleicht, die die Kirche bei ihrer Gründung erlebte.

Die Kirche hatte in der Vergangenheit lange und erbitterte Verfolgungen erlebt, die häufiger auftraten, als ihr bewusst war. Es ist richtig zu beurteilen, dass die Kirchen von heute eine ähnliche, aber nicht sehr unterschiedliche Form der Krise durchmachen.

Unter den Gläubigen besteht Konsens darüber, dass die Kirche die Tage durchlebt, von denen die alten Propheten in der Heiligen Schrift so viel gesprochen haben. Vielleicht mit Verweisen auf die Ereignisse der Vergangenheit, mit der Perspektive zu verstehen, was in der heutigen Welt auf dem

Achtes Kapitel.

Spiel steht. Denn die Krise mag in der Geschichte der Kirche einen gewissen Vorrang oder eine Parallele haben.

Die gegenwärtige Pandemiekrise hat die gläubige Kirche in eine so turbulente Phase gestürzt wie nie seit ihrer Gründung vor zweitausend Jahren. Die Situation hat sich mit der Verschärfung der Krise durch die Auswirkungen der von den Regierungsbehörden auferlegten sozialen und religiösen Distanzierung noch verschärft.

Im prophetischen Buch der Offenbarung heißt es, dass Gott den Führern der Nationen den Todesstoß gegen Babylon, die Große und die abgefallene Kirche ins Herz geben wird. Babylon, die Große, repräsentiert das religiöse, politische, wirtschaftliche und regierende politische System, das sich in einer Weltregierung vermischt. In jenen Tagen wird sich die Weltregierung als eine Weltregierung vereinen, die alle Religionen in einem Geist und mit einem Ziel vereint.

Die gegenwärtige Einschränkung der kirchlichen Aktivitäten weltweit, insbesondere in China, ist ein Hinweis darauf, was die Zukunft für die Kirche bereithält. Die chinesische Regierung ist damit beschäftigt, die Elemente der Religion im zivilen Leben der Nation zu zerstören. Sie ist damit beschäftigt, die neue Ordnung herauszugeben, die alle Formen nicht registrierter kirchlicher Aktivitäten verbietet. Die Führer der kommunistischen Regierung Chinas suchen die Verehrung ihrer Bürger mit massiven Entbehrungen für die Andersdenkenden.

Die gegenwärtige Krise könnte die Uhr zum Ende hin noch weiter nach unten ticken lassen. Mit all den biblischen Prophezeiungen, die auf die künftige Erfüllung des Vorsatzes Gottes hindeuten. Im Einklang mit den Dingen, die vom Herrn erwartet werden. Der Plan Gottes für die Menschheit und die Erde steht fest.

Die Bibel offenbart, dass am Ende der Zeit die Person, die als Antichrist bekannt ist, in einer so kritischen Zeit wie dieser aus dem Schatten hervortreten wird. Bald wird die Regierung der

Achtes Kapitel.

Nationen ihren Hass auf den Leib Christi offenbaren. Die säkularen Führer werden in ihrem Umgang mit der Kirche auf allen Ebenen mutiger und kompromissloser werden.

Dann wird der Herr plötzlich die verborgenen Dinge offenbaren, die seit Anbeginn der Zeit geheim gehalten wurden. Es wird jedoch geschehen, wenn der festgesetzte Tag und die festgesetzte Stunde Mitternacht schlagen. Die Welt muss sich also auf das Schlimmste vorbereiten, das noch kommen wird. Der Mann der Sünde steht vor der Tür, um der Welt offenbart zu werden.

Außerdem bereiten sich die Könige der Erde auf diesen großen Tag vor. Die israelischen Vorbereitungen für den jüdischen dritten Tempel sind in vollem Gange. Die biblischen Akteure der Endzeit richten sich mit neuen Bündnissen, Strategien und Schwerpunkten neu aus. Die Nationen, die als Mag und Magog bekannt sind, drängen sich um ihre Positionen.

Der Tag von Jakobs Schwierigkeiten rückt näher, je näher der Tag kommt. Und die Kirche sitzt unvorbereitet im Spielraum der Lauheit. Vielleicht könnte das den Ruck erklären, der mit so hoher Intensität kommt und die Erde erschüttert.

Es sieht wahrscheinlicher aus. Es wird eine Enthüllung der biblischen Reiter der Hungersnot, der Nahrungsmittelknappheit und der noch größeren Not geben, wenn die Pandemiekrise bis zum Ende andauert. Es besteht kein Grund zur Furcht vor dem, was nach dem Coronavirus kommt. Die Welt sollte jedoch mit der schlimmsten Wirtschaftskrise nach der großen Depression der 1930er Jahre rechnen.

Vielleicht verdunkelt das, was kommt, alle katastrophalen Ereignisse, die sich in den letzten zweitausend Jahren der Weltgeschichte jemals ereignet haben. Vielleicht ist es wie eine Lawine, die das, was das Coronavirus hinterlassen hat, hinwegfegt. In seinem Gefolge wird eine große Not sein, die auf die sich abzeichnende Krise folgen wird.

Achtes Kapitel.

Die kommenden Tage werden die Welt in einem in der Weltgeschichte beispiellosen Neuland sehen. Im Laufe des Tages wird die Welt neue und nie erwartete Ereignisse erleben, bis das Unglück vorübergeht oder mit der Zeit abklingt.

Das Schlüsselwort wird lauten: "Heilige blicken auf; eure Erlösung rückt näher". Und das Wort des Herrn, das sagt: "Diejenigen, die ihren Gott kennen, werden leuchten und im Namen des Herrn mächtige Taten vollbringen".

Dankbarkeit

Ich bin dankbar.

Ich habe ein Buch geschrieben, um all derer zu gedenken, die ihr Leben gegeben haben, damit wir leben können. Es ist auch für diejenigen, die sich an vorderster Front im Kampf gegen die Zeit wiedergefunden haben, um die Schrecken der Pandemiekrise zu überwinden.

Zunächst meinen besonderen Dank an den ewigen Gott und Vater meines Herrn Jesus Christus, den Autor der absoluten Wahrheit, für seine Güte und Güte. In dessen Liebe und Gnade wir existieren und unser Sein haben, dem ich meine Existenz verdanke.

Ich möchte meinen Freunden und Miterben meine Anerkennung aussprechen, zu viele, als dass ich brillante Persönlichkeiten aufzählen könnte, auf deren Schulter ich stehe. Ihre Beiträge, Ihre Mentor Schaft, Ihre Inspiration und Ihre Unterstützung waren von so unschätzbarem Wert und haben einen enormen Einfluss auf mein Leben und meinen Dienst gehabt.

Ich bin allen Redakteuren, die an dem gesamten Projekt mitgearbeitet haben, immens zu Dank verpflichtet. Die hervorragenden redaktionellen Fähigkeiten von Schwester Lydia Tsirozidis, Schwester Ada Prappa, Kosta Agogiatis, Michalis Dermatopoulos und Ourania Galani, deren Beitrag Klarheit und Stil in dieses Buch gebracht hat. Ihre akribische und herausragende Liebe zum Detail war von unschätzbarem Wert, um dieses Buch zu dem zu machen, was es ist.

Dankbarkeit

Ich bin unserem Herrgott dankbar. Dem Buchgestalter Aimilios Barbatos, dem Innenarchitekten George Domprits, und den Fotografen Nikos und Dimitris Evagelistis, Christiana und Petroula Polidoro, deren Engagement die Veröffentlichung eines qualitativ hochwertigen Buches gewährleistet hat.

Ich schulde auch all jenen, die dazu beigetragen haben, dass dieses Buch ein immenser Erfolg wurde, eine enorme Anerkennung. Antonis und Efy Perialis, George und Agnes Harkoftakis, Christos Perialis, George "Perilog" und Charis Peristerakis, Dr. Maria G, Kouli, Zoe Aidini, John und Betty Locke, Spiros und Fanoula Mitakidis, Larry und Christine Ighodaro, Bill Hatziyannakis, für ihre umfassende Unterstützung und ihren Beitrag zur Entstehung dieses Buches.

Ich bin dem folgenden Geschenk an den Leib Christi, Ernest Sourial, Stanley und Königin Ebo, Michalis und Roula Dermatopoulos, Giorgio Mactal, Doris Abesamis, Perla Maducdoc, Lorna Bautista, Lenny Garcia, Jho Jama Juarez und Maria Leoni zu großem Dank verpflichtet. Und diejenigen, die den Text ausführlich recherchiert und das Manuskript akribisch gelesen hatten und nützliche Einblicke gewährten.

Vielen Dank auch an alle, die ihre kostbare Zeit zur Verfügung gestellt haben, um die verschiedenen Kapitel zu lesen und zu kommentieren und konstruktiv wertvolle Anregungen zu geben. Meinem Bruder und Mentor, William (griechisch Billy) Bailey, der mich die Wahrheit des Glaubens gelehrt hat, James und Nikki Mooney, Christos Stylianea, Ellie Thomas, Savvas und Eleni Karakasidis, John Kremidas, vielen anderen Betreuern und allen christlich-anerkennenden Kirchen für ihre Ermutigung und ihren Beitrag zu diesem Projekt.

Dem Präsidenten, dem Premierminister, den Ministern und Parlamentariern und allen Bürgern des schönen Landes Griechenland für all die Möglichkeiten und Privilegien, die ihnen geboten wurden.

Dankbarkeit

Vor allem aber danke ich meiner Familie und meinen Freunden für das befriedigende Gefühl der Verbundenheit und der Gemeinschaft in diesen merkwürdigen Zeiten. Ihre Liebe und Unterstützung sind erstaunlich. Schließlich, ohne Ausreden. Ich stehe zu allen Fehlern und Irrtümern in diesem Buch.

Bibliographie.

1. China-Coronavirus: Fehlinformationen über Ursprung und Ausmaß verbreiten sich online". BBC-Nachrichten online. 30. Januar 2020. Archiviert vom Original am 4. Februar 2020.
2. Taylor J. (31. Januar 2020). "Fledermaussuppe, fragwürdige Heilmethoden und 'Krankheitslehre': die Verbreitung von Fehlinformationen über Coronaviren". Der Wächter.
3. Liste der Fehlinformationen, die sich über das Coronavirus verbreiten". Buzzfeed-Nachrichten. Archiviert vom Original am 6. Februar 2020. Abgerufen am 8. Februar 2020.
4. John Piper Coronavirus und Christ ISBN: 978-1-4335-7359-0 von Crossway 1300 Crescent Street Wheaton, Illinois 60187.
5. Keith Provance, Eine christliche Antwort auf die Coronavirus-Pandemie
6. N.T., Wright, Gott und die Pandemie
7. Kovid-19, aus christlicher Sicht
8. Dr. Kunle Marcus, Kampf für den christlichen Glauben.

Über den Autor.

Der Autor lebt in Athen, Griechenland, ein regenerierter Christ, blutgewaschen und ein fester Gläubiger an unsere Herrschaft Jesu Christi. Er ist der Gründer des Globalen Fürbitte Dienstes und des Yeshua-Gebetes mit Sitz in Athen/Griechenland. Er beherrscht mehrere Sprachen und verfügt über brauchbare Kenntnisse der englischen, griechischen, türkischen und Edo-Sprache.

Geboren in einer bescheidenen Edo-Familie aus Benin-City, Nigeria. Er besuchte 1965-1970 die Holy Cross-Grundschule in Neu-Benin, die er mit Auszeichnung abschloss, und setzte später die Sekundarschulausbildung an der Western Boys High School in Benin-Stadt fort (1971-1975). Später studierte er mit einem Stipendium der Regierung und schloss sein Studium an der Fakultät für Bauingenieurwesen der Technischen Universität des Nahen Ostens, Ankara-Türkei, 1977-1982 mit hohen Auszeichnungen ab, wobei er als erster Ingenieur afrikanischer Abstammung mehrere Auszeichnungen erhielt.

Nachdem er 1982-1983 in einem von der Weltbank finanzierten Siloprojekt in der Türkei gearbeitet hatte, ging er 1984 als Forschungsingenieur bei der Water Resources and Engineering Co, Kano-Nigeria, in den Dienst seines Heimatlandes, der National Youth Service Corp. Er diente als Projektingenieur (1986-1990) bei der Ajaokuta Iron Ore Mining Company, Nigeria, von wo aus er eine beratende Ingenieurfirma gründete.

Über den Autor

Vor allem ist er ein engagierter Evangelist, Prediger und Lehrer für verschiedene Kirchen und Jugendarbeit des unverdünnten Wortes Gottes. Sein Dienst führt in Verbindung mit anderen Diensten größere evangelistische Einsätze durch, um verlorene Seelen, Gefangene und Flüchtlinge in Griechenland zu erreichen. Er ist auch an der Arbeit der Beratung und Rehabilitation beteiligt. Der Autor von "Entdecken Sie die Kraft Ihrer Identität ISBN 13 978471974574753 und Das vom Zweck inspirierte Leben ISBN 13 9781721520916 und Im Feuer seiner erstaunlichen Gegenwart ISBN 13 978-1651343371 das ins Griechische und in andere europäische Sprachen übersetzt wurde.

Er besucht gerne biblische archäologische Stätten, schwimmt, spielt Fußball und Golf. Außerdem liebt er Schwimmen, Gartenarbeit, Fotografie, Malerei, Kunsthandwerk und Reisen. Er verbringt seine Zeit mit der Lektüre vor allem biblischer und inspirierender Materialien, Forschungsmaterialien über neue Technologien und Autobiographien von Erfindern, herausragenden Wissenschaftlern und Kommentarbüchern. Wenn Sie an einer Partnerschaft oder für weitere Informationen interessiert sind,

Kontaktieren Sie ihn per E-Mail oder Telefon:

patrusifo@gmail.com

00306944435915

00306939835374

www.yeshuaprayer.wordpress.com.

Verbinden Sie sich mit Patrick Usifo

Verbinden Sie sich mit Patrick Usifo.

Ich weiß es zu schätzen, dass Sie mein Buch gelesen haben! Hier sind meine Sozial Media, Koordinaten von Interesse: Sie können mich auf Facebook befreunden: http://www.facebook.com/usifopatriko

Folgen Sie mir auf Twitter: http://twitter.com/patrickusifo

https://www.amazon.com/author/patrickusifo

http://blog.discoverpurpose.wordpress.com

http://www.linkedin.com/in/patrickusifo

Besuchen Sie meine Website: http://www.yeshuaprayer.wordpress.com

Finden Sie mich auf YouTube: http://www.youtube.com/patrikusifo

patrusifo@gmail.com und yeshuaprayerone@outlook.com

00306944444435915 und 00306939835374

Heute bestellen!

Amazon | Barnes & Noble | Ingram | Kobo

www.ingramcontent.com/pod-product-compliance
Lightning Source LLC
Chambersburg PA
CBHW060830220526
45466CB00003B/1049